COMMENT BRÛLER INTELLIGEMMENT LES GRAISSES

205 Recettes étonnantes et saines pour perdre du poids

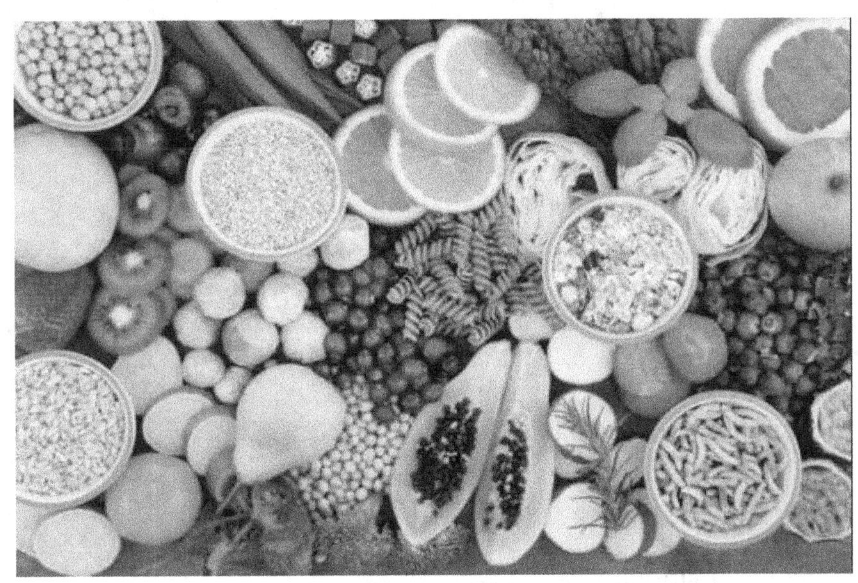

HÉLÈNE LEGRAND

SOMMAIRE

MENTIONS LEGALES

lire ce livre merveilleux ne garantit pas votre succès. Alors, vous devrez appliquer chaque étape du processus afin d'obtenir les résultats que vous recherchez. Ce que je vous recommande c'est d'appliquer, appliquez et appliquez soigneusement pour atteindre vos objectifs et réaliser vos rêves même s'ils sont les plus fous. La condition indispensable de votre succès et le travail acharné. Sachez bien que Nous faisons de nos mieux pour fournir les meilleures informations et les stratégies éprouvées sur le sujet.

INTRODUCTION

De nombreuses études scientifiques récentes soulignent les bénéfices de l'alimentation cétogène sur les maladies « de civilisation » : obésité, diabète, cancer, maladies neurodégénératives, inflammatoires, auto-immunes...

Dans cet ouvrage, vous découvrirez les recettes dédiées pour adopter ce régime pauvre en glucides et riche en lipides pour vivre longtemps et en bonne santé. Alors, vous allez Découvrir dans ce guide l'alternance cohérente des recettes et les bienfaits de l'alimentation cétogène :

D'ailleurs, on remarque que de plus en plus de personnes s'intéressent au régime cétogène mais elles sont bloquées par :

Les principes pas toujours clairement expliqués

Des calculs qui peuvent paraître complexes,

Des recettes trop longues et trop compliquées utilisant des ingrédients rares et chers. Avec le livre «» l'alimentation cétogène vous paraîtra à la fois facile d'accès et savoureuse. Des recettes cétogènes faciles et rapides. Plus de 160 recettes cétogènes, simples et sans préparation compliquée, basées sur des produits de tous les jours pour vous permettre de simplifier la vie en keto.

Vous aurez à votre disposition votre ultime guide céto pour perdre du poids efficacement, équilibrer les hormones, gagner en énergie, combattre l'inflammation, stimuler la santé du cerveau et prévenir les maladies !

Aujourd'hui, le régime cétogène est le régime alimentaire qui connaît la croissance la plus rapide au monde, et cela pour de bonnes raisons. Lorsqu'il est pratiqué correctement, il a été prouvé qu'il brûle les graisses, réduit l'inflammation, combat le cancer, équilibre les hormones et les bactéries intestinales, améliore les maladies neurologiques et augmente même
La durée de vie.

RECETTES DU BOEUF

1. Soupe de bœuf à la campagne

(Prêt en 45 minutes environ | Portions 4)

Par portion: 181 calories; 8,6 g de matières grasses; 2,1 g de glucides; 23,2 g de protéines; 0,5 g de fibres

Ingrédients

Mandrin de 3/4 livre, coupé en cubes de la taille d'une bouchée

1/2 cuillère à soupe de saindoux, à température ambiante

4 tasses de bouillon d'os de bœuf

1 côte de céleri, hachée

1/2 tasse d'oignons verts, hachés

Préparations

Faire fondre le saindoux dans une casserole à feu moyen-vif. Maintenant, saisissez le bœuf pour 5 à 6 minutes, en remuant périodiquement pour assurer une cuisson uniforme; réserve.

Après cela, faites revenir le céleri et les oignons verts dans la poêle pendant environ 3 minutes ou jusqu'à ce qu'ils se soient ramollis. Déglacer la poêle avec le bouillon de bœuf.

Remettre le bœuf réservé dans la marmite et porter à ébullition. Réduire chauffer à moyen-doux et laisser cuire environ 30 minutes. Répartir entre des bols individuels. Bon appétit!

2. Burgers maison

(Prêt en environ 20 minutes | Portions 6)

Par portion: 325 calories; 21,5 g de matières grasses; 1,3 g de glucides; 29,9 g de protéines; 0,4 g de fibres

Ingrédients

2 onces de bacon, haché

1 échalote, hachée

4 cuillères à soupe de farine d'amande
1 ½ livres de mandrin moulu
2 gousses d'ail émincées
Préparations
Mélanger tous les ingrédients dans un bol jusqu'à ce qu'ils soient bien mélangés. Assaisonner avec du sel et du noir
poivrer et former le mélange en 6 galettes.
Préchauffer une lèchefrite préalablement graissée avec un aérosol de cuisson antiadhésif.
Faites cuire vos hamburgers à feu moyen-vif pendant environ 5 minutes de chaque côté. Servir sur des petits pains céto et savourer!

3. Bol de bœuf teriyaki

(Prêt en environ 15 minutes | Portions 6)

Par portion: 207 calories; 11g de matières grasses; 1,1 g de glucides; 24,2 g de protéines; 0,1 g de fibres
Ingrédients
1 ½ livre de bifteck de fond rond, coupé en bouchées
1 oignon, tranché
1 courgette, tranchée
1 paquet (0,07 once) de stévia
2 cuillères à soupe de vinaigre de riz
Préparations
Dans un wok, chauffer 1 cuillère à soupe d'huile de sésame à feu moyen-vif. Saisir le bœuf pendant environ 7 minutes jusqu'à ce qu'il ne soit plus rose; réserve.
Faites chauffer 1/2 cuillère à soupe d'huile de sésame et faites cuire l'oignon et les courgettes de 4 à 5 minutes ou jusqu'à tendreté.
Mélanger la stévia et le vinaigre de riz pour faire la sauce; ajouter 2 cuillères à soupe d'aminos de noix de coco, si désiré.
Ajouter la sauce au wok avec le bœuf réservé.
Cuire de 3 à 4 minutes de plus ou jusqu'à ce que le tout soit bien chaud. Servez et dégustez!

4. Salade de steak et poivrons

(Prêt en 15 minutes environ | Portions 5)

Par portion: 276 calories; 15,3 g de matières grasses; 4,4 g de glucides; 29g de protéines; 1,1 g de fibres

Ingrédients

1 lb de biftecks de surlonge de bœuf, tranchés en lanières de la taille d'une
bouchée

2 poivrons, tranchés

2 cuillères à soupe de sauce soja

1 ½ cuillère à soupe de jus de citron frais

2 tomates, tranchées

Préparations

Badigeonner les parois et le fond de votre wok d'un aérosol de cuisson
antiadhésif.

Ensuite, faites sauter le bœuf pendant 6 à 7 minutes en secouant le wok. Ajouter
les poivrons et poursuivre la cuisson 2 minutes supplémentaires ou jusqu'à ce que
les poivrons soient croustillants soumissionner.

Placez le bœuf cuit et le poivre dans un bol de service.

Mélanger avec la sauce soya, le jus de citron et les tomates. Servir et savourer!

5. Cheese burgers familiaux classiques

(Prêt en environ 15 minutes | Portions 3)

Par portion: 533 calories; 35,1 g de matières grasses; 4,8 g de glucides; 46 g de
protéines; 0,8 g de fibres

Ingrédients

1 livre de boeuf haché

3 tranches de fromage Colby

1 cuillère à soupe d'huile d'olive

1 oignon blanc, tranché

1 cuillère à café de mélange d'assaisonnement pour burger

Préparations

Avec les mains huilées, mélanger le bœuf haché avec le mélange
d'assaisonnement pour burger; saison avec du sel et du poivre noir au goût.

Rouler le mélange en 3 galettes égales.

Chauffer l'huile d'olive dans une poêle à griller à feu moyen-vif. Ensuite, faites
griller votre burgers pendant 5 à 6 minutes, en les retournant avec une large
spatule.

Garnir de fromage et cuire 5 minutes de plus ou jusqu'à ce que le fromage soit
fondu. Servir avec des oignons et savourer!

6. Poitrine de bœuf à l'asiatique

(Prêt en environ 15 minutes | Portions 3)

Par portion: 277 calories; 21,5 g de matières grasses; 2,7 g de glucides; 17,4 g de protéines; 0,8 g de fibres

Ingrédients

Poitrine de boeuf de 3/4 livre, coupée en petits morceaux

2 tasses de champignons de Paris, tranchés

3 oignons verts, tranchés

1 céleri, coupé en allumettes

1 cuillère à café de poudre de cinq épices

Préparations

Chauffer 1 cuillère à soupe d'huile d'arachide dans une casserole de taille moyenne à feu moyen forte chaleur.

Ensuite, faites cuire la poitrine de bœuf pendant 5 à 6 minutes en secouant la poêle fréquemment.

Ajouter un peu de vin Shaoxing (environ 4 cuillères à soupe) et déglacer la poêle.

Incorporer les champignons, les oignons verts et le céleri et poursuivre la cuisson de 3 à 5 minutes de plus jusqu'à ce qu'ils aient ramolli.

Assaisonner avec de la poudre de cinq épices. Prendre plaisir!

7. Curry de boeuf thaï rustique

(Prêt en environ 35 minutes | Portions 6)

Par portion: 216 calories; 10,6 g de matières grasses; 5,2 g de glucides; 24,8 g de protéines; 2,5 g de fibres

Ingrédients

1 ½ livres de mandrin moulu

1 cuillère à soupe de curry thaï en poudre

1 tête de brocoli moyenne, coupée en fleurons

1 ½ tasse de sauce tomate

1 échalote, hachée

Préparations

Dans une casserole, faire fondre 2 cuillères à café de suif (ou d'huile de noix de coco) jusqu'à ce qu'elles grésillent. Une fois que c'est chaud, faites cuire la viande hachée jusqu'à ce qu'elle ne soit plus rosée, en la cassant avec une fourchette ou spatule large.

Incorporer les ingrédients restants. Réduisez le feu pour laisser mijoter; laissez mijoter à feu moyen-doux pendant 20 à 25 minutes ou jusqu'à ce que le tout soit chaud. Garnir d'une petite poignée de basilic thaï. Prendre plaisir!

8. Poitrine de boeuf salé classique

(Prêt en environ 3 heures 15 minutes | Portions 8)

Par portion: 435 calories; 33,8 g de matières grasses; 4g de glucides; 27,3 g de protéines; 2g de fibres

Ingrédients

2 branches de céleri, tranchées

3 livres de poitrine de bœuf salé

2 cuillères à soupe d'huile d'olive

1/2 tasse de bouillon d'os de bœuf

1 tasse de bière ale

Préparations

Ajouter le céleri et la poitrine de bœuf dans un sac refermable; ajouter dans la séquence de Montréal

assaisonner et secouer pour bien enrober. Placez le bœuf assaisonné dans un papier d'aluminium

poêle à frire.

Ajouter l'huile d'olive, le bouillon d'os de bœuf et la bière.

Pendant ce temps, préchauffez votre four à 360 degrés F.Enveloppez dans du papier d'aluminium et faites cuire au four

four préchauffé pendant 50 minutes.

Réduisez la température de votre four et faites cuire 2 heures supplémentaires à 310 degrés F.

Votre poitrine est cuite lorsqu'elle atteint une température interne de 190 degrés F.

Tatez et rectifiez les assaisonnements.

Ensuite, placez la poitrine sous la poitrine préchauffée faire griller environ 8 minutes.

Laisser reposer 10 minutes avant de trancher dans le sens des fibres. Servir avec le jus de cuisson et savourez!

9. Ragoût copieux de bœuf et de légumes

(Prêt en 45 minutes environ | Portions 2)

Par portion: 372 calories; 16,8 g de matières grasses; 5,4 g de glucides; 41g de protéines; 4g de fibres

Ingrédients

1 once de bacon, coupé en dés

1 tasse de sauce pour pâtes aux herbes, sans sucre ajouté

Palette de boeuf bien marbrée de 3/4 livre, désossée et coupée en morceaux de 1-1 / 2 po

1 panais, haché

2 poivrons, hachés

Préparations

Dans une cocotte, cuire le bacon à feu moyen-vif; réserve.

Dans la graisse de bacon, dorer les morceaux de bœuf environ 4 minutes ou jusqu'à ce qu'ils soient bien bruni; réserve.

Ensuite, faites revenir le panais et les poivrons pendant 4 minutes de plus jusqu'à ce qu'ils aient ramolli.

Assaisonner avec du sel et du poivre noir au goût.

Ajouter la sauce pour pâtes aux herbes avec le boeuf réservé.

Lorsque votre mélange atteint l'ébullition, réduisez le feu pour laisser mijoter.

Laisse mijoter pendant environ 30 minutes ou jusqu'à ce que tout soit bien cuit.

Servir garni du bacon réservé. Bon appétit!

10. Pain de viande avec un glaçage sucré collant

(Prêt en environ 1 heure | Portions 2)

Par portion: 517 calories; 32,3 g de matières grasses; 8,4 g de glucides; 48,5 g de protéines; 6,5 g de fibres

Ingrédients

Mandrin moulu 3/4 livre

1/4 tasse de farine de lin

2 œufs battus

1/2 tasse de sauce tomate à l'ail et l'oignon

1 cuillère à café de fruit de moine liquide

Préparations

Dans un bol à mélanger, mélanger le mandrin haché, la farine de lin et les œufs; assaisonner avec le sel et le poivre noir.

Dans un autre bol à mélanger, mélanger la sauce tomate et le fruit de moine liquide; ajouter 1 cuillère à café de moutarde et fouetter jusqu'à ce que le tout soit bien mélangé.

Verser le mélange dans le moule à pain tapissé de papier d'aluminium et lisser la surface.

Cuire dans le four préchauffé à 365 degrés F pendant environ 25 minutes.

Verser le mélange de tomates sur le pain de viande et continuer à cuire pendant 25 minutes supplémentaires ou jusqu'à ce qu'elles soient bien cuites.

Laisser reposer votre pain de viande pendant 10 minutes avant de le trancher et de le servir. Bon appétit!

11. Bœuf aux légumes de récolte

(Prêt en environ 20 minutes | Portions 5)

Par portion: 261 calories; 14,3 g de matières grasses; 4g de glucides; 30,1 g de protéines; 1,2 g de fibres

Ingrédients

2 cuillères à soupe d'huile d'olive

1 ½ livre de mandrin, coupé en cubes de la taille d'une bouchée

2 poivrons, déveinés et tranchés

2 tasses de fleurons de chou-fleur

1 oignon rouge, tranché

Préparations

Dans une casserole, chauffer l'huile d'olive à feu moyen-vif. Saisir le bœuf pour 4 à 5 minutes jusqu'à ce qu'il ne soit plus rose; mettre de côté.

Ensuite, faites cuire les poivrons, le chou-fleur et l'oignon dans la poêle jusqu'à ce que tendre, en ajoutant environ 1/4 tasse d'eau si nécessaire.

Porter à ébullition et réduire immédiatement le feu à moyen-doux. Maintenant, laisse le laisser mijoter 10 minutes ou jusqu'à ce que le liquide de cuisson se soit évaporé. Bon appétit!

12. Bœuf haché dans une poêle

(Prêt en 20 minutes environ | Servings 7)

Par portion: 338 calories; 17,8 g de matières grasses; 7,6 g de glucides; 36,2 g de protéines; 1,5 g de fibres

Ingrédients

2 onces de bacon, coupé en dés

1/2 tasse d'oignon espagnol, haché

2 livres de bœuf haché

2 courgettes, tranchées

2 tasses de sauce tomate à l'ail

Préparations

Dans une poêle en fonte, faire revenir le bacon de 3 à 4 minutes jusqu'à ce que le gras soit libéré; réserve.

Dans la graisse de bacon, cuire le bœuf haché 4 à 5 minutes. Ensuite, ajoutez le courgettes et oignon espagnol; continuer à faire sauter de 4 à 5 minutes de plus ou jusqu'à ce qu'ils se soient ramollis.

Incorporer la purée de sauce et assaisonner de sel et de poivre.

Lorsque le mélange atteint l'ébullition, réduisez le feu pour laisser mijoter. Continuer à cuire, partiellement couvert, pendant 7 à 8 minutes de plus.

Garnir d'olives Kalamata, si désiré. Prendre plaisir!

13. Rôti de mandrin aux fines herbes

(Prêt en environ 3 heures 10 minutes | Portions 5)

Par portion: 359 calories; 16,4 g de matières grasses; 5,1 g de glucides; 47,5 g de protéines; 1,2 g de fibres

Ingrédients

2 livres et demi de rôti de mandrin

1 ½ cuillères à soupe de saindoux, température ambiante

1/2 tasse de céleri, haché

1/2 tasse de poireaux, tranchés

2 tomates mûres sur la vigne, en purée

Préparations

Commencez par préchauffer votre four à 340 degrés F.

Dans une casserole à fond épais, faire fondre le saindoux à feu moyen-vif. Maintenant, faire sauter le céleri et le poireau pendant 4 à 5 minutes.

Transférer le mélange dans une cocotte légèrement graissée.

Ajouter les tomates et le rôti de mandrin. Saupoudrer le tout d'herbes italiennes mélanger.

Rôtir au four préchauffé pendant 3 heures.

Trancher le bœuf dans le sens contraire des fibres et servir chaud. Bon appétit!

14. Salade de bifteck à l'avocat

(Prêt en environ 20 minutes | Portions 4)

Par portion: 231 calories; 17,1 g de matières grasses; 6g de glucides; 13,8 g de protéines; 3,4 g de fibres

Ingrédients

8 onces de flanc de bifteck, assaisonné de sel et de poivre

1 avocat mûr, pelé et tranché

1 concombre, tranché

2 tomates anciennes de taille moyenne, tranchées

1/2 tasse d'oignons, tranchés finement

Préparations

Faites chauffer 1 cuillère à soupe d'huile d'olive dans une poêle à feu moyen. Marron la bavette pendant 5 à 7 minutes, en la retournant périodiquement pour assurer une cuisine.

Une fois que la viande est suffisamment froide pour être manipulée, coupez-la finement dans le sens du grain. Endroit la viande dans un bol de service.

Ajouter le reste des ingrédients et mélanger avec 1 cuillère à soupe d'huile d'olive et jus de citron.

Servir à température ambiante ou bien frais. Prendre plaisir!

15. Soupe aux légumes de récolte et hamburgers

(Prêt en environ 35 minutes | Portions 2)

Par portion: 299 calories; 15,1 g de matières grasses; 6,5 g de glucides; 32g de protéines; 2,7 g de fibres

Ingrédients

1/2 livre de boeuf haché maigre

1 tasse de chou vert, râpé

1/2 tasse de branches de céleri, hachées

1 tomate mûre sur la vigne, en purée

1/2 tasse d'oignons verts, hachés

Préparations

Chauffer 1 cuillère à café d'huile d'olive dans une marmite à feu moyen-vif. Maintenant, cuisinez le bœuf et le céleri pendant 4 à 5 minutes. Ajouter les oignons verts et continuer à faire sauter 2 à 3 minutes supplémentaires ou jusqu'à ce qu'il sera tendre.

Ensuite, ajoutez le chou et la tomate; faites mijoter la température et continuer à cuire, partiellement couvert, pendant 35 à 40 minutes de plus. Bon appétit!

16. Boulettes de viande Italiennes à la sauce

(Prêt en environ 15 minutes | Portions 3)

Par portion: 458 calories; 35,8 g de matières grasses; 4,3 g de glucides; 28,2 g de protéines; 0,2 g de fibres

Ingrédients

1 cuillère à café de mélange d'épices italiennes

1/2 livre de boeuf haché

1 oeuf

3 onces de fromage Asiago, râpé

1/4 tasse de mayonnaise

Préparations

Dans un bol à mélanger, bien mélanger le mélange de tranches italiennes, le bœuf et l'œuf. Mélanger jusqu'à ce que tout soit bien combiné. Rouler le mélange en boulettes de viande.

Dans un autre bol, mélanger le fromage Asiago et la mayonnaise.

Faites chauffer 1 cuillère à soupe d'huile d'olive dans une poêle à feu moyen.

Ensuite, saisir les boulettes de viande environ 5 minutes, en les retournant de temps en temps pour s'assurer même cuisiner. Bon appétit!

17. Soupe hamburger à l'ancienne

(Prêt en environ 1 heure | Portions 7)

Par portion: 301 calories; 17,7 g de matières grasses; 3,3 g de glucides; 32,5 g de protéines; 0,8 g de fibres

Ingrédients

Mandrin moulu de 2 livres et demi

1 branche de céleri, hachée

1 oignon jaune, haché

2 tomates mûres, en purée

3 cubes de bouillon

Préparations

Dans une grande casserole, chauffer 2 cuillères à soupe d'huile de sésame à feu moyen-vif.

Faire dorer le mandrin moulu pendant environ 5 minutes, en remuant et en brisant avec une fourchette.

Ajouter le céleri et l'oignon et continuer à faire sauter 4 à 5 minutes de plus.

Incorporer les tomates et les cubes de bouillon. Versez 7 tasses d'eau et remuez pour bien combiner.

Faites mijoter le feu et continuez à cuire, partiellement couvert, pendant environ 45 minutes, en remuant périodiquement.

Répartir dans des bols individuels et servir chaud.

18. Champignons farcis au boeuf et fromage

(Prêt en environ 25 minutes | Portions 5)

Par portion: 148 calories; 8,4 g de matières grasses; 4,8 g de glucides; 14,1 g de protéines; 1,1 g de fibres

Ingrédients

20 champignons de Paris, tiges enlevées

6 onces de boeuf haché

1 gousse d'ail émincée

1/3 tasse de fromage de chèvre, émietté

2 cuillères à soupe d'échalote, émincée

Préparations

Commencez par préchauffer votre four à 365 degrés F.

Bien mélanger le bœuf haché, le fromage, l'échalote et l'ail dans un mélange.

Assaisonner avec du sel et du poivre noir.

Répartir la garniture entre les champignons.

Cuire au four préchauffé environ 20 minutes et servir dans la pièce Température. Prendre plaisir!

19. Rôti de pot avec purée de légumes

(Prêt en environ 1 heure 25 minutes | Portions 5)

Par portion: 324 calories; 15,1 g de matières grasses; 6,5 g de glucides; 38,4 g de protéines; 2,8 g de fibres

Ingrédients

2 cuillères à soupe de beurre

1 cuillère à soupe de mélange d'assaisonnement pour steak

2 livres de rosbif de boeuf

1/2 livre de panais, hachés

Fleurons de chou-fleur 1/3 livre

Préparations

Commencez par préchauffer votre four à 365 degrés F.

Frottez le rôti de mandrin avec le mélange d'assaisonnement pour steak de tous les côtés. Placez le mandrin

rôtir sur un plat de cuisson tapissé de papier sulfurisé.

Cuire au four préchauffé pendant 50 minutes. Laissez reposer 10 minutes avant trancher.

En attendant, faites bouillir le chou-fleur et le panais dans une casserole vers 30 minutes.

Jeter l'eau et bien égoutter. Incorporer le beurre et réduire en purée à votre goût cohérence. Servez de la purée de légumes avec le rosbif et dégustez !

20. Ragoût de bœuf aromatique

(Prêt en environ 55 minutes | Portions 6)

Par portion: 277 calories; 21,5 g de matières grasses; 2,7 g de glucides; 17,4 g de protéines; 0,8 g de fibres

Ingrédients

1 ½ livre de mandrin supérieur, coupé en cubes de la taille d'une bouchée

1/2 tasse d'oignons, hachés

2 poivrons italiens, hachés

1 branche de céleri, hachée

1 tasse de sauce tomate à l'ail

Préparations

Dans une casserole à fond épais, faire fondre 1 cuillère à café de saindoux à feu moyen-vif.

Saisir le mandrin supérieur pendant environ 10 minutes jusqu'à ce qu'il soit doré; réserve.

Dans le jus de cuisson, faire revenir l'oignon, les poivrons italiens et le céleri pendant 5 à 6 minutes jusqu'à ce qu'ils aient ramolli.

Remettez le bœuf dans la casserole avec la sauce tomate. Assaisonner avec du sel et poivre noir. Laisser mijoter, partiellement couvert, pendant 35 à 40 minutes.

Bon appétit!

RECETTES DES VOLAILLES

1. Soupe de dinde épicée orientale

(Prêt en environ 20 minutes | Portions 5)

Par portion: 180 calories; 7,5 g de matières grasses; 6,7 g de glucides; 21,4 g de protéines; 1,2 g de fibres

Ingrédients

1 piment oiseau, épépiné et haché

2 poivrons orientaux, épépinés et hachés

2 oignons verts, hachés

1 cuillère à café de poudre de cinq épices

1 livre de cuisses de dinde, désossées et coupées en deux

Préparations

Chauffer 2 cuillères à soupe d'huile d'olive dans une casserole à feu moyen-vif. Ensuite, faire sauter les poivrons et les oignons jusqu'à ce qu'ils soient tendres et aromatiques environ 3 minutes.

Ajouter les cuisses de dinde et la poudre aux cinq épices; verser 5 tasses d'eau ou bouillon de légumes.

Réduire le feu à moyen-doux, couvrir et laisser mijoter pendant plus de 15 minutes. Servez chaud et dégustez!

2. Poulet farci à l'ancienne

(Prêt en environ 30 minutes | Portions 2)

Par portion: 401 calories; 23,9 g de matières grasses; 3,7 g de glucides totaux; 41,2 g de protéines; 1,2 g Fibre

Ingrédients

2 filets de poulet, sans peau et sans os

1 cuillère à café d'herbes de Provence

2 tranches de bacon (1 once)

2 tranches (1 once) de fromage cheddar

1 tomate, tranchée

Préparations
Frottez les filets de poulet aux Herbes de Provence.
Ensuite, faites frire les tranches de bacon pendant quelques minutes ou jusqu'à ce
qu'elles soient tendres; hacher avec un
couteau.
Déposer le bacon frit et le fromage cheddar sur les filets de poulet et les rouler;
sécurisé avec une ficelle de cuisine.
Disposer le poulet farci dans un plat de cuisson tapissé de papier sulfurisé.
Ajouter les tomates autour des rouleaux de poulet.
Rôtir au four préchauffé à 380 degrés F pendant 30 minutes, en les retournant
plus d'une ou deux fois.Bon appétit!

3. Kebab de poulet maison

(Prêt en environ 20 minutes + temps de marinade | Portions 2)
Par portion: 498 calories; 23,2 g de matières grasses; 6,2 g de glucides; 61g de
protéines; 1,7 g de fibres
Ingrédients
2 tomates Roma, hachées
1 livre de cuisses de poulet, désossées, sans peau et coupées en deux
2 cuillères à soupe d'huile d'olive
1/2 tasse de yogourt à la grecque
1 ½ once de fromage suisse, tranché
Préparations
Placez les cuisses de poulet, le yogourt, les tomates et l'huile d'olive dans un
récipient en verre récipient. Vous pouvez ajouter des graines de moutarde, de la
cannelle et du sumac, si vous le souhaitez.
Couvrir hermétiquement et laisser mariner au réfrigérateur pendant 3 à 4 heures.
Enfilez les cuisses de poulet sur des brochettes, créant une forme de bûche
épaisse. Griller le
brochettes à feu moyen-vif pendant 3 ou 4 minutes de chaque côté.
Utilisez un thermomètre à lecture instantanée pour vérifier la cuisson de la
viande; cela devrait lire environ 165 degrés F.
Garnir du fromage; continuer la cuisson pendant 4 minutes ou jusqu'à ce que le
fromage soit fondu. Prendre plaisir!

4. Gulyás hongrois traditionnel

(Prêt en environ 1 heure 10 minutes | Portions 2)

Par portion: 363 calories; 22,3 g de matières grasses; 5,1 g de glucides; 33,2 g de protéines; 1,4 g de fibres

Ingrédients

1/2 tasse de côtes de céleri, hachées

1 tomate mûre, en purée

1 cuillère à soupe de mélange d'épices pour goulasch

2 tranches (1 once) de bacon, hachées

1/2 livre de cuisses de canard, sans peau et sans os

Préparations

Chauffer une casserole à fond épais à feu moyen-vif; puis faites frire le bacon pour environ 3 minutes. Incorporer les cuisses de canard et poursuivre la cuisson jusqu'à ce qu'elles soient

joliment bruni de tous les côtés. Râpez la viande et jetez les os. Mettre de côté. Dans le jus de cuisson, faire revenir le céleri environ 3 minutes en remuant avec une large spatule. Ajouter les tomates en purée et le mélange d'épices pour le goulasch; ajouter dans le

bacon et viande réservés.

Versez 2 tasses d'eau ou de bouillon de poulet dans la casserole. Baissez le feu à moyen-doux, couvrez et laissez mijoter pendant 50 minutes plus ou jusqu'à ce que tout soit bien cuit.

Servez chaud et dégustez!

5. Soupe d'hiver à la dinde

(Prêt en environ 1 heure 15 minutes | Portions 2)

Par portion: 216 calories; 8,1 g de matières grasses; 6,8 g de glucides; 25,2 g de protéines; 2,1 g de fibres

Ingrédients

1/2 livre de cuisses de dinde

1 tasse de chou-fleur, brisé en petits fleurons

1 gros poireau, haché

1 cuillère à café de mélange d'épices turc

1 œuf entier

Préparations

Placer les cuisses de dinde dans une casserole à fond épais à feu moyen-vif; ajouter dans 2 ½ tasses d'eau porter le mélange à ébullition.

Ensuite, réduisez le feu à moyen-doux et continuez à cuire pendant environ 35 minutes; déchiqueter la viande avec deux fourchettes, en jetant la peau et les os.

Incorporer le chou-fleur, les poireaux et les épices. Continuez à cuire encore 30 minutes. Ensuite, incorporer l'œuf et fouetter jusqu'à ce qu'il soit bien mélangé à la soupe.
Prendre plaisir!

6. Poulet grec Stifado

(Prêt en environ 35 minutes | Portions 2)

Par portion: 352 calories; 14,3 g de matières grasses; 5,9 g de glucides; 44,2 g de protéines; 2,4 g de fibres

Ingrédients

2 onces de bacon, coupé en dés

1 cuillère à café de mélange d'assaisonnement pour volaille

2 tomates mûres sur la vigne, en purée

3/4 livre de poulet entier, désossé et haché

1/2 poireau de taille moyenne, haché

Préparations

Cuire le bacon dans la poêle préchauffée à feu moyen-vif. Pliez le poulet et poursuivre la cuisson encore 5 minutes jusqu'à ce qu'il ne soit plus rose; ensemble de côté.

Dans la même poêle, faire revenir le poireau jusqu'à ce qu'il ramollisse ou environ 4 minutes. Remuer dans le mélange d'assaisonnement pour volaille et 2 tasses d'eau ou de bouillon de poulet.

Maintenant, réduisez le feu à moyen-doux et continuez à mijoter pendant 15 à 20 minutes.

Ajouter les tomates avec la viande réservée. Continuez à cuisiner encore 13 minutes ou jusqu'à cuisson complète.
Bon appétit!

7. Casserole de poulet facile

(Prêt en environ 30 minutes | Portions 2)

Par portion: 410 calories; 20,7 g de matières grasses; 6,2 g de glucides; 50 g de protéines; 1,5 g de fibres

Ingrédients

2 tomates mûres, hachées

Filets de poitrine de poulet de 3/4 livre, hachés en morceaux de la taille d'une bouchée

1/2 tasse de crème à fouetter épaisse

2 gousses d'ail, tranchées

1/2 cuillère à café de mélange d'épices coréen

Préparations

Préchauffez votre four à 380 degrés F. Vaporisez une casserole avec un spray antiadhésif. Ajouter le poulet, l'ail, le coréen

mélange d'épices à la casserole.

Garnir de tomates et de crème à fouetter épaisse.

Cuire au four de 22 à 27 minutes ou jusqu'à ce que la sauce soit très chaude et épaissie.

Bon appétit!

8. Poulet acidulé aux oignons verts

(Prêt en 40 minutes environ | Portions 4)

Par portion: 209 calories; 12,2 g de matières grasses; 0,4 g de glucides; 23,2 g de protéines; ; 1,9 g de fibres

Ingrédients

3 cuillères à soupe de beurre fondu

1 livre de pilons de poulet

2 cuillères à soupe de vin blanc

1 gousse d'ail, tranchée

1 cuillère à soupe d'oignons verts frais, hachés

Préparations

Disposer les pilons de poulet sur un plat de cuisson recouvert de papier d'aluminium. Badigeonner de fondu beurre.

Ajoutez l'ail et le vin. Assaisonner avec du sel et du poivre noir au goût. Cuire dans le four préchauffé à 400 degrés F pendant environ 30 minutes ou jusqu'à ce qu'un la température interne atteint environ 165 degrés F.

Servir garni d'oignons verts et déguster!

9. Poulet Italien double fromage

(Prêt en environ 20 minutes | Portions 2)

Par portion: 589 calories; 46 g de matières grasses; 5,8 g de glucides; 37,5 g de protéines; 2g de fibres

Ingrédients

2 pilons de poulet

2 tasses de bébés épinards

1 cuillère à café de mélange d'épices italiennes

1/2 tasse de fromage à la crème

1 tasse de fromage Asiago, râpé

Préparations

Dans une casserole, chauffer 1 cuillère à soupe d'huile à feu moyen-vif. Saisir le pilons de poulet pendant 7 à 8 minutes ou jusqu'à ce qu'ils soient bien dorés de tous les côtés.

Verser 1/2 tasse de bouillon d'os de poulet; ajouter les épinards et continuer la cuisson pendant 5 minutes de plus jusqu'à ce que les épinards soient fanés.

Ajouter le mélange d'épices italiennes, le fromage à la crème, le fromage Asiago et le poulet réservé depilons; couvrir partiellement et poursuivre la cuisson encore 5 minutes.

Servir chaud.

10. Soupe au poulet et chou vert

(Prêt en environ 55 minutes | Portions 6)

Par portion: 265 calories; 23,8 g de matières grasses; 4,3 g de glucides; 9,3 g de protéines; 1g de fibres

Ingrédients

2 cuillères à soupe de beurre

1 poulet entier (3 livres)

1/2 oignon, haché

2 branches de céleri, hachées

2 tasses de chou vert, coupé en lanières

Préparations

Faites cuire le poulet avec 6 tasses d'eau à feu moyen de 13 à 17 minutes. Baissez le feu à moyen-doux et laissez cuire 10 à 15 minutes de plus.

Ensuite, hachez la viande en petits morceaux et jetez les os.

Réchauffer le beurre dans une casserole à fond épais à feu moyen. Cuire le céleri et oignon jusqu'à ce qu'ils soient ramollis.

Assaisonnez avec du sel et du poivre; ajouter le poulet et le bouillon réservé dans la casserole; laissez mijoter pendant 10 à 13 minutes. Ensuite, incorporer le chou et continuer à mijoter, partiellement couvert, pour 15 minutes supplémentaires.

Bon appétit!

11. Shish Kebab du Moyen-Orient

(Prêt en environ 20 minutes + temps de marinade | Portions 5)

Par portion: 274 calories; 10,7 g de matières grasses; 3,3 g de glucides; 39,3 g de protéines; 0,8 g de fibres

Ingrédients
2 livres de filets de poulet, coupés en cubes de la taille d'une bouchée
1/2 tasse d'ajran
1 cuillère à soupe de moutarde
1/2 tasse de sauce tomate
Mélange d'épices turc
Préparations
Placer les filets de poulet avec le reste des ingrédients dans un plat en
céramique. Couverture et laissez mariner 4 heures au réfrigérateur.
Enfilez les filets de poulet sur les brochettes et placez-les sur la grille préchauffé.
jusqu'à ce qu'ils soient dorés de tous les côtés environ 15 minutes.
Servez immédiatement et dégustez!

12. Poulet Capocollo et Ail

(Prêt en 40 minutes environ | Portions 5)

Par portion: 485 calories; 33,8 g de matières grasses; 3,6 g de glucides; 39,2 g de
protéines; 1g de fibres
Ingrédients
2 livres de pilons de poulet, sans peau et sans os, papillons
10 fines tranches de capocollo
1 gousse d'ail, pelée et coupée en deux
Gros sel de mer et poivre noir moulu, au goût
1/2 cuillère à café de paprika fumé
Préparations
Frottez les moitiés d'ail sur la surface des pilons de poulet. Assaisonner avec
paprika, sel et poivre noir.
Déposer une tranche de capocollo sur chaque pilon de poulet et les rouler;
sécurisé avec une ficelle de cuisine.
Cuire au four préchauffé à 410 degrés F pendant 30 à 35 minutes jusqu'à ce que
votre poulet commence à dorer.
Bon appétit!

13. Salade de cuisse de poulet

(Prêt en environ 20 minutes + temps de refroidissement | Portions 2)

Par portion: 456 calories; 29g de matières grasses; 6,7 g de glucides; 40,1 g de
protéines; 3,7 g de fibres
Ingrédients
2 cuisses de poulet, sans peau

1 cuillère à soupe de vinaigre de vin rouge

1/4 tasse de mayonnaise

2 tiges d'oignon nouveau, hachées

1/2 tête de laitue romaine, coupée en morceaux

Préparations

Dans la poêle préchauffée, cuire les cuisses de poulet jusqu'à ce qu'elles soient croustillantes à l'extérieur.

Jeter les os et transférer la viande dans un saladier.

Ajouter la moutarde de Dijon, si désiré.

Incorporer les autres ingrédients.

Servir frais et déguster!

14. Poulet au fromage à la mexicaine

(Prêt en environ 25 minutes / Portions 6)

Par portion: 354 calories; 23,2 g de matières grasses; 6g de glucides; 29,3 g de protéines; 0,6 g de fibres

Ingrédients

1 lb de poitrines de poulet, coupées en cubes de la taille d'une bouchée

2 tomates mûres, en purée

4 onces de crème sure

6 onces de fromage Cotija, émietté

1 piment mexicain, haché finement

Préparations

Préchauffez votre four à 390 degrés F.

Dans une casserole, chauffer 2 cuillères à soupe d'huile d'olive à feu moyen-vif. Cuisinier les poitrines de poulet pendant environ 10 minutes, en remuant fréquemment pour assurer une

cuisine.

Ajoutez ensuite le piment mexicain et faites cuire jusqu'à ce qu'il ramollisse.

Ajouter les tomates en purée et continuer à cuire, partiellement couvert, de 4 à 5 minutes. Assaisonner avec un mélange d'épices mexicain. Transférer le mélange dans un

plat de cuisson graissé.

Garnir de crème sure et de fromage Cotija.

Cuire au four préchauffé pendant environ 15 minutes ou jusqu'à ce qu'il soit chaud et bouillonnant.

Prendre plaisir!

15. Poulet Sauce Asiatique

(Prêt en environ 25 minutes | Portions 4)

Par portion: 367 calories; 14,7 g de matières grasses; 3,5 g de glucides; 51,2 g de protéines; 1,1 g de fibres

Ingrédients

1 cuillère à soupe d'huile de sésame

4 cuisses de poulet

1/4 tasse de vin Shaoxing

2 cuillères à soupe d'érythritol brun

1/4 tasse de sauce tomate épicée

Préparations

Chauffer l'huile de sésame dans un wok à feu moyen-vif. Faites frire le poulet jusqu'à couleur dorée; réserve.

Ajouter le vin Shaoxing pour déglacer la poêle.

Ajouter l'érythritol et la sauce tomate épicée et porter le mélange à ébullition. Ensuite, réduisez immédiatement le feu à moyen-doux.

Laisser mijoter environ 10 minutes jusqu'à ce que la sauce recouvre le dos d'une cuillère.

Remettez le poulet dans le wok.

Continuez à cuire jusqu'à ce que le poulet soit collant et doré ou environ 4 minutes.

Prendre plaisir!

16. Ragoût de canard Olla Tapada

(Prêt en environ 30 minutes | Portions 3)

Par portion: 228 calories; 9,5 g de matières grasses; 3,3 g de glucides; 30,6 g de protéines; 1g de fibres

Ingrédients

1 poivron rouge, déveiné et haché

1 livre de poitrines de canard, désossées, sans peau et coupées en petits morceaux

1/2 tasse de chayote, pelée et coupée en cubes

1 échalote, hachée

1 cuillère à café de mélange d'épices mexicain

Préparations

Dans une casserole en argile, chauffer 2 cuillères à café d'huile de canola à feu moyen-vif. Faire sauter les poivrons et l'échalote jusqu'à ce qu'ils ramollissent environ 4 minutes.

Ajouter le reste des ingrédients; verser 1 ½ tasse d'eau ou d'os de poulet bouillon. Une fois que votre mélange commence à bouillir, réduisez le feu à moyen-doux. Laisser mijoter, partiellement couvert, de 18 à 22 minutes, jusqu'à ce qu'il soit bien cuit.
Prendre plaisir!

17. Poulet ranch au fromage

(Prêt en environ 20 minutes | Portions 4)

Par portion: 295 calories; 19,5 g de matières grasses; 2,9 g de glucides; 25,5 g de protéines; 0,4 g de fibres

Ingrédients

2 poitrines de poulet

1/2 cuillère à soupe de mélange d'assaisonnement ranch

4 tranches de bacon, hachées

1/2 tasse de fromage Monterey-Jack, râpé

4 onces de fromage Ricotta, température ambiante

Préparations

Préchauffez votre four à 360 degrés F.

Frottez le poulet avec le mélange d'assaisonnement ranch.

Chauffer une casserole à feu moyen-vif. Maintenant, saisissez le poulet pendant environ 8 minutes. Abaissez le poulet dans une cocotte légèrement graissée.

Garnir de fromage et de bacon et cuire au four préchauffé pendant environ 10 minutes jusqu'à ce qu'il soit chaud et bouillonnant.

Servir avec des oignons verts fraîchement ciselés, si désiré.

18. Croûte de moitié de dinde

(Prêt en environ 35 minutes | Portions 4)

Par portion: 360 calories; 22,7 g de matières grasses; 5,9 g de glucides; 32,6 g de protéines; 0,7 g de fibres

Ingrédients

1/2 livre de dinde hachée

2 tranches de bacon canadien

1 tomate, hachée

1 cuillère à soupe de mélange d'épices pour pizza

1 tasse de fromage Mozzarella, râpé

Préparations

Mélanger la dinde hachée et le fromage; assaisonner de sel et de poivre noir et mélanger jusqu'à ce que tout soit bien combiné.

Presser le mélange dans un plat de cuisson recouvert de papier d'aluminium. Cuire au four préchauffé à 380 degrés F pendant 25 minutes.

Garnir la croûte de bacon canadien, de tomates et de mélange d'épices à pizza. Continuer à cuire au four encore 8 minutes.

Laisser reposer quelques minutes avant de trancher et de servir. Bon appétit!

19. Goulache de dinde simple

(Prêt en 45 minutes environ | Portions 6)

Par portion: 220 calories; 7,4 g de matières grasses; 2,7 g de glucides; 35,5 g de protéines; 1g de fibres

Ingrédients

2 cuillères à soupe d'huile d'olive

1 gros poireau, haché

2 gousses d'ail émincées

2 livres de cuisses de dinde, sans peau, désossées et hachées

2 branches de céleri, hachées

Préparations

Dans une casserole en argile, chauffer 2 huile d'olive à feu moyen-vif. Ensuite, faites cuire les poireaux jusqu'à ce qu'ils soient tendres et translucides. Ensuite, continuez à faire sauter l'ail pendant 30 secondes à 1 minute. Incorporer la dinde, le céleri et 4 tasses d'eau. Une fois que votre mélange commence à bouillir, laisser mijoter, partiellement couvert, pendant environ 40 minutes.

Bon appétit!

20. Fajita aux courgettes

(Prêt en environ 20 minutes | Portions 4)

Par portion: 212 calories; 9,2 g de matières grasses; 5,6 g de glucides; 26g de protéines; 1,2 g de fibres

Ingrédients

1 oignon rouge, tranché

1 cuillère à café de mélange d'assaisonnement Fajita

1 livre d'escalopes de dinde

1 courgette, en spirale

1 piment chili, haché

Préparations

Dans une poêle antiadhésive, chauffer 1 cuillère à soupe d'huile d'olive à feu moyen-vif. Cuire les escalopes de dinde de 6 à 7 minutes de chaque côté. Trancher la viande en lanières et réserver.

Faites chauffer une autre cuillère à soupe d'huile d'olive et faites revenir l'oignon et le piment jusqu'à ils sont juste tendres. Saupoudrer du mélange d'assaisonnement Fajita.

Ajouter les courgettes et la dinde réservée; laissez cuire encore 4 minutes ou jusqu'à ce que tout soit bien cuit. Servir avec 1/2 tasse de salsa, si désiré. Prendre plaisir!

RECETTES DE PORC

1. Soupe de porc aux récoltes

(Prêt en environ 25 minutes | Portions 5)

Par portion: 303 calories; 18,3 g de matières grasses; 3,5 g de glucides; 29,1 g de protéines; 0,6 g de fibres

Ingrédients

5 tasses de bouillon de légumes

1/2 tasse d'oignons verts, hachés

2 poivrons, hachés

1 ½ livre de ragoût de porc, coupé en cubes

1 branche de céleri, hachée

Préparations

Badigeonner le fond d'une marmite avec un aérosol de cuisson antiadhésif et faire chauffer flamme moyenne-élevée.

Saisir la viande pendant 5 minutes en remuant constamment. Ajoutez un peu de légume bouillon, en raclant les morceaux bruns collés au fond.

Ajouter le reste des ingrédients; porter à ébullition.

Réduire le feu à ébullition et couvrir; laissez mijoter jusqu'à ce que tout soit bien réchauffé pendant 15 à 16 minutes.
Verser dans des bols de service et servir immédiatement.
Bon appétit!

2. Escalopes de porc à l'espagnole

(Prêt en 15 minutes environ | Portions 2)

Par portion: 403 calories; 24,1 g de matières grasses; 3,4 g de glucides; 40,1 g de protéines; 0,7 g de fibres

Ingrédients

2 escalopes de porc

2 gousses d'ail émincées

1 oignon espagnol, haché

1 poivron espagnol, déveiné et tranché

1/2 cuillère à café de sauce piquante

Préparations

Vaporisez une casserole avec un aérosol de cuisson antiadhésif et préchauffez-la au feu moyen à forte chaleur.

Saisir les escalopes de porc environ 4 minutes ou jusqu'à ce qu'elles soient dorées des deux côtés.

Réduire le feu à moyen et ajouter l'ail, l'oignon espagnol, le poivre et sauce piquante; poursuivre la cuisson jusqu'à ce que les légumes soient ramollis, pendant 3 autres minutes.

Assaisonner de sel et de poivre noir et servir chaud.

Prendre plaisir!

3. Ragoût de porc espagnol

(Prêt en 45 minutes environ | Portions 4)

Par portion: 395 calories; 10,3 g de matières grasses; 5g de glucides; 44,3 g de protéines; 4,8 g de fibres

Ingrédients

1 lb de côtes de porc

2 poivrons espagnols, hachés

1 oignon jaune, haché

8 onces de champignons de Paris, tranchés

1 tasse de purée de tomates

Préparations

Faites chauffer 1 cuillère à soupe d'huile d'olive dans une marmite à feu moyen. Saisir les côtes de porc de 4 à 5 minutes de chaque côté ou jusqu'à ce qu'elles atteignent le brun rougeâtre extérieur.

Faites chauffer une autre cuillère à soupe d'huile d'olive et faites revenir les poivrons espagnols et l'oignon jusqu'à ce qu'ils soient tendres et aromatiques pendant 4 à 6 minutes.

Versez un peu de vin pour gratter les morceaux dorés qui collent au fond du pot si désiré.

Ajouter les champignons et la purée de tomates dans la casserole. Lorsque votre mélange atteint ébullition, réduire la température à ébullition.

Remettez les côtes de porc réservées dans la marmite. Continuez à cuire pendant 30 à 35 minutes de plus ou jusqu'à cuisson complète. Prendre plaisir!

4. Porc au beurre aux herbes acidulé

(Prêt en environ 20 minutes | Portions 6)

Par portion: 451 calories; 31,7 g de matières grasses; 0,8 g de glucides; 39,5 g de protéines; 0,2 g de fibres

Ingrédients

6 médaillons de porc

2/3 tasse de beurre, à température ambiante

1/2 cuillère à café de thym séché, écrasé

2 gousses d'ail écrasées

1 cuillère à soupe de jus de citron

Préparations

Faites chauffer 1 cuillère à soupe d'huile d'olive jusqu'à ce qu'elle grésille. Faire revenir les médaillons de porc pour 4 à 5 minutes de chaque côté.

Assaisonner les médaillons de porc avec du sel et du poivre noir au goût.

Mélangez le beurre avec le thym, l'ail et le jus de citron. Servir le porc chaud avec beurre bien refroidi. Bon appétit!

5. Steak de porc au chou et bacon

(Prêt en environ 20 minutes | Portions 5)

Par portion: 384 calories; 25 g de matières grasses; 6,4 g de glucides; 24,7 g de protéines; 1,6 g de fibres

Ingrédients

5 onces de bacon, coupé en dés

1 oignon, tranché

1 livre de steak de porc, coupé en lanières

4 gousses d'ail, tranchées

4 tasses de chou vert, râpé

Préparations

Saisir le bacon dans une grande sauteuse préchauffée à feu vif; saisir jusqu'à croustillant ou environ 5 minutes.

Maintenant, incorporer l'oignon et les lanières de porc et laisser cuire 3 à 4 minutes ou jusqu'à ce que la viande ne soit plus rose.

Ajouter l'ail et continuer à faire sauter pendant 2 minutes de plus ou jusqu'à ce qu'il soit parfumé.

Ensuite, ajoutez le chou, couvrez et continuez à cuire encore 5 minutes. Assaisonner avec du gros sel de mer et du poivre noir. Bon appétit!

6. Bolognaise épicée aux poivrons

(Prêt en environ 55 minutes | Portions 6)

Par portion: 225 calories; 16,1 g de matières grasses; 3,8 g de glucides; 13,5 g de protéines; 0,9 g de fibres

Ingrédients

1 livre de porc haché

1 poivron, haché

1 piment habanero, haché

1/2 tasse d'oignons verts, hachés finement

2 tomates mûres sur la vigne, en purée

Préparations

Badigeonnez votre casserole d'huile de cuisson antiadhésive; chauffer l'huile au feu moyen à forte chaleur.

Ensuite, saisissez le porc haché jusqu'à ce qu'il ne soit plus rose ou environ 5 minutes; émietter avec une fourchette ou une spatule large pour assurer une cuisson uniforme.

Ajouter les poivrons et les oignons verts et poursuivre la cuisson jusqu'à ce qu'ils soient juste soumissionner.

Ajouter les tomates en purée et 1 tasse de bouillon de poulet.

Réduisez la température à moyen-doux. Laisser mijoter de 35 à 40 minutes, en remuant périodiquement pour assurer une cuisson uniforme. Bon appétit!

7. Katsudon japonais authentique

(Prêt en environ 1 heure 35 minutes | Portions 7)

Par portion: 232 calories; 11,3 g de matières grasses; 3,5 g de glucides; 27,8 g de protéines; 0,9 g de fibres

Ingrédients

2 livres de côtes de porc

2 poivrons, hachés

1 oignon brun, haché grossièrement

2 gousses d'ail émincées

4 tasses de dashi

Préparations

Faites chauffer 2 cuillères à soupe d'huile de sésame jusqu'à ce qu'elles grésillent. Une fois chaud, faire dorer les côtes de porc jusqu'à ce qu'ils atteignent l'extérieur brun rougeâtre environ 7 minutes par côté; réserver, garder au chaud.

Ensuite, faites cuire les poivrons, les oignons et l'ail jusqu'à ce qu'ils soient tendres ou 3 à 4 minutes.

Remettez les côtes de porc dans la casserole. Assaisonner avec le sel et le poivre noir. Versez dashi. Lorsque votre mélange atteint l'ébullition, réduisez la température à mijoter.

Cuire pendant 65 minutes de plus ou jusqu'à ce que la viande se désagrège et soit tendre à la fourchette.

Incorporer le mirin si désiré, couvrir et laisser reposer 5   minutes. Louche dans bols individuels. Prendre plaisir!

8. Escalopes de porc à l'ancienne

(Prêt en environ 25 minutes | Portions 2)

Par portion: 369 calories; 20,6 g de matières grasses; 1,1 g de glucides; 40,1 g de protéines; 0,1 g de fibres

Ingrédients

1 cuillère à soupe de saindoux ramolli à température ambiante

2 escalopes de porc de 2 pouces d'épaisseur

1/3 tasse de vin rouge sec

2 gousses d'ail, tranchées

1 cuillère à café de baies de genièvre

Préparations

Faites fondre le saindoux dans une casserole à feu moyen. Une fois chaud, saisissez les escalopes de porc jusqu'à ce qu'elle soit juste dorée environ 7 minutes; réserve.

Versez un peu de vin pour déglacer la poêle. Ajouter l'ail et le genièvre baies; continuer à faire sauter jusqu'à ce qu'il soit aromatique ou pendant 30 secondes.

Remettez les escalopes de porc dans la poêle.

Laisser mijoter à feu moyen-doux jusqu'à ce que la sauce épaississe et réduit. Bon appétit!

9. Ragoût français traditionnel

(Prêt en 40 minutes environ | Portions 2)

Par portion: 389 calories; 24,3 g de matières grasses; 5,4 g de glucides; 33,1 g de protéines; 1,3 g de fibres

Ingrédients

Fesses de porc de 3/4 livre, coupées en cubes de la taille d'une bouchée

1/2 tasse de poireaux, hachés

1 poivron rouge, déveiné et haché

2 gousses d'ail pressées

2 tomates mûres sur la vigne, en purée

Préparations

Badigeonner les parois et le fond d'une marmite avec 1 cuillère à soupe de saindoux fondu. Chauffer le saindoux à feu moyen-vif.

Une fois chauds, saisissez les cubes de porc en remuant de temps en temps pendant 5 minutes.

Ensuite, ajoutez les poireaux, le poivre et l'ail et continuez la cuisson jusqu'à ce qu'ils ont ramolli, 5 minutes supplémentaires.

Assaisonner avec le sel et le poivre noir moulu; ajouter les graines de moutarde et graines de céleri, si désiré.

Ajouter les tomates en purée et faire mijoter le feu. Faire mijoter le ragoût de porc pendant 25 à 30 mlnutes l ou jusqu'à culsson complète. Servez chaud et dégustez!

10. Soupe de porc à la campagne

(Prêt en environ 25 minutes | Portions 2)

Par portion: 344 calories; 25,2 g de matières grasses; 6,3 g de glucides; 23,1 g de protéines; 2,9 g de fibres

Ingrédients

1/2 tasse d'oignons verts, hachés

1 poivron, déveiné et haché

1/2 livre de porc haché (84% maigre)

2 tasses de bouillon d'os de bœuf

2 tasses de feuilles de moutarde, déchirées en morceaux

Préparations

Faites chauffer 1 cuillère à soupe d'huile d'olive dans une casserole à fond épais à feu moyen.

Une fois chaud, faites suer les oignons verts et les poivrons jusqu'à ce qu'ils soient tendres, 2 à 3 minutes.

Incorporer le porc haché et cuire de 4 à 6 minutes de plus ou jusqu'à ce qu'il soit doré; émietter avec une fourchette.

Versez le bouillon d'os de bœuf et portez à ébullition rapide. Ensuite, couvrez et réduisez la température à mijoter. Laissez mijoter pendant 10 à 11 minutes.

Enfin, ajoutez les feuilles de moutarde; retirer du feu. Laissez-le reposer, couvert, jusqu'à les feuilles de moutarde sont fanées. Bon appétit!

11. Médaillons de porc de grand-mère

(Prêt en environ 20 minutes | Portions 2)

Par portion: 528 calories; 31,8 g de matières grasses; 6,3 g de glucides; 51,2 g de protéines; 2,6 g de fibres

Ingrédients

1 once de bacon, coupé en dés

2 médaillons de porc

1/2 tasse de bouillon d'os de poulet

1/3 livre de chou rouge, râpé

2 gousses d'ail, tranchées

Préparations

Préchauffer une casserole hollandaise à feu moyen. Saisir le bacon environ 3 minutes et réserver en laissant les gouttes de casserole.

Faites cuire les médaillons de porc dans le jus de cuisson jusqu'à ce qu'ils soient bien dorés partout. Ajouter un peu de bouillon d'os de poulet pour gratter les morceaux dorés
qui collent au fond du pot hollandais.
Incorporer le chou rouge et l'ail et baisser le feu à moyen-doux. Continuer à cuire de 10 à 12 minutes en remuant de temps en temps.
Saler au goût et rectifier les assaisonnements. Répartir entre des bols individuels et garnir du bacon réservé. Servir chaud.

12. Soupe italienne au porc haché

(Prêt en environ 30 minutes | Portions 5)

Par portion: 292 calories; 20,6 g de matières grasses; 1,6 g de glucides; 23,6 g de protéines; 0,3 g de fibres

Ingrédients

1 livre de porc haché
1 branche de céleri, hachée
1 poivron italien frais, déveiné et haché
2 échalotes, hachées
5 tasses de bouillon d'os de bœuf

Préparations

Préchauffer une marmite à soupe à feu moyen-vif; badigeonner les côtés et le fond avec huile de cuisson antiadhésive.
Une fois chaud, faire dorer le porc haché environ 5 minutes, en remuant et en émietté avec une fourchette; mettre de côté.
Dans le jus de cuisson, faire revenir le céleri, le poivre italien et l'échalote jusqu'à ce qu'ils viennent de se ramollir. Ajouter le porc haché réservé.
Verser le bouillon d'os de bœuf et porter à ébullition. Mettez immédiatement le feu à laisser mijoter et poursuivre la cuisson de 20 à 25 minutes de plus.
Assaisonner de sel et de poivre noir et garnir de coriandre fraîche juste avant portion. Bon appétit!

13. Longe de porc au paprika

(Prêt en environ 25 minutes | Portions 4)

Par portion: 302 calories; 18 g de matières grasses; 2,6 g de glucides; 30,4 g de protéines; 0,4 g de fibres

Ingrédients

1 livre d'épaule de longe de porc, coupée en cubes de la taille d'une bouchée

1/4 tasse de vin rouge

4 gousses d'ail émincées

1/2 cuillère à café de paprika

1 cuillère à soupe de sauce piquante

Préparations

Faites chauffer 1 cuillère à soupe d'huile d'olive dans une poêle à feu moyen. Ensuite, saisissez le porc environ 5 minutes, en remuant fréquemment; réserve.

Versez un peu de vin et remuez avec une cuillère en bois pour déglacer la poêle. Ensuite, faites revenir l'ail jusqu'à ce qu'il soit aromatique.

Incorporer le paprika et la sauce piquante avec le porc réservé. Couverture partielle et cuire à feu moyen-doux environ 12 minutes jusqu'à ce que la sauce a réduit de moitié.

Bon appétit!

14. Pain de viande de porc aux fines herbes

(Prêt en environ 1 heure 10 minutes | Portions 6)

Par portion: 344 calories; 23,1 g de matières grasses; 2,8 g de glucides; 30g de protéines; 1g de fibres

Ingrédients

1 lb de porc haché

1/2 tasse d'oignons verts, hachés

1/4 tasse de farine de graines de lin

2 œufs battus

3 onces de sauce tomate aux fines herbes

Préparations

Préchauffez un four à 365 degrés F.Puis, brossez les côtés et le fond d'un plat de cuisson avec un aérosol de cuisson antiadhésif.

Mélanger le porc haché, les oignons verts, la farine de graines de lin et les œufs dans un bol; mélanger jusqu'à ce que tout est bien incorporé.

Verser le mélange de pain de viande dans la poêle graissée et cuire au four pendant 30 minutes

Étalez la sauce tomate aux fines herbes sur le pain de viande.

Cuire au four pendant encore 25 à 28 minutes. Bon appétit!

15. Chili Con Carne mexicain

(Prêt en environ 50 minutes | Portions 4)

Par portion: 389 calories; 29,9 g de matières grasses; 5,3 g de glucides; 22,2 g de protéines; 1,6 g de fibres

Ingrédients

2 onces de bacon, coupé en dés

1 livre de porc haché

1 oignon rouge, haché

2 tomates mûres, écrasées

1 cuillère à café de chipotle en poudre

Préparations

Préchauffer la cocotte à feu moyen-vif. Faites frire le bacon jusqu'à ce qu'il soit croustillant et mettre de côté.

Maintenant, faites revenir l'oignon et le porc haché dans la poêle pendant environ 5 minutes.

Incorporer le cumin moulu et l'ail et continuer à faire sauter pendant 30 secondes de plus ou jusqu'à ce qu'il soit aromatique.

Ajoutez ensuite les tomates et la poudre de chipotle. Verser 1/2 tasse de bouillon de poulet, couvrir partiellement et cuire encore 40 minutes ou jusqu'à cuisson complète.

Vous pouvez ajouter un peu de bouillon ou d'eau supplémentaire pendant la cuisson, au besoin. Prendre plaisir!

16. Boulettes de viande de porc épicées

(Prêt en environ 25 minutes | Portions 2)

Par portion: 557 calories; 50,1 g de matières grasses; 2,3 g de glucides; 0,5 g de protéines; 0,9 g de fibres

Ingrédients

1/2 livre de porc haché

1/2 tasse d'oignons verts, hachés

2 onces de couenne de bacon

1 gousse d'ail émincée

1 cuillère à café de mélange d'assaisonnements pour tacos

Préparations

Mélangez tous les ingrédients jusqu'à ce que tout soit bien incorporé. Façonner la viande mélanger en balles de la taille d'une balle de golf.

Dans une poêle antiadhésive légèrement graissée, saisir les boulettes de viande à feu moyen-vif chauffer jusqu'à ce qu'ils soient dorés de tous les côtés. Bon appétit!

17. Filet mignon décadent

(Prêt en environ 15 minutes | Portions 6)

Par portion: 301 calories; 16,6 g de matières grasses; 2,3 g de glucides; 34,2 g de protéines; 0,2 g de fibres

Ingrédients

2 cuillères à café de saindoux, à température ambiante

Sel feuilleté et poivre noir moulu, pour assaisonner

2 livres de filet mignon de porc, coupé en morceaux de la taille d'une bouchée

1 tasse de crème double

1 cuillère à soupe de moutarde de Dijon

Préparations

Dans une poêle, faire fondre le saindoux à feu moyen-vif; maintenant, saisissez le filet mignon jusqu'à ce qu'il atteigne l'extérieur brun rougeâtre. Ajouter le sel et le poivre goûter.

Ajouter la crème et la moutarde et réduire immédiatement le feu pour laisser mijoter.

Ensuite, laissez mijoter, partiellement couvert, pendant 5 à 7 minutes supplémentaires ou jusqu'à ce que la sauce a réduit de moitié. Prendre plaisir!

18. Rôti de porc à la moutarde

(Prêt en environ 1 heure 15 minutes | Portions 5)

Par portion: 386 calories; 20,1 g de matières grasses; 0,1 g de glucides; 48g de protéines; 0,1 g de fibres

Ingrédients

1 1/2 cuillère à soupe d'huile d'olive

2 livres de rôti de longe de porc, paré

1 cuillère à soupe de mélange d'assaisonnements pour porc

1 cuillère à soupe de moutarde moulue sur pierre

1 cuillère à soupe de jus de citron frais

Préparations

Massez le porc avec l'huile d'olive de tous les côtés.

Ensuite, étalez le mélange d'assaisonnements pour porc, la moutarde et le jus de citron partout le rôti.

Griller le porc à feu indirect environ 55 minutes ou jusqu'à ce qu'il soit cuit par. Bon appétit!

19. Galettes de porc au fromage et épicées

(Prêt en environ 20 minutes | Portions 6)

Par portion: 515 calories; 35,4 g de matières grasses; 2,6 g de glucides; 44,3 g de protéines; 0,2 g de fibres

Ingrédients

1 ½ tasse de fromage Romano, râpé

2 livres de porc haché

2 gousses d'ail, hachées finement

1/2 tasse d'oignon, finement émincé

1 piment serrano, épépiné et émincé

Préparations

Bien mélanger tous les ingrédients; assaisonner de sel et de poivre pour goût; ajouter les graines de moutarde et le thym si désiré. Façonnez le mélange en six galettes à l'aide de vos mains. Cuire sur le gril préchauffé pendant environ 15 minutes en tournant une ou deux fois. Bon appétit!

20. Filipino Pork Sinigang

(Prêt en 45 minutes environ | Portions 4)

Par portion: 203 calories; 8,4 g de matières grasses; 3,7 g de glucides; 27,1 g de protéines; 1,1 g de fibres

Ingrédients

1 livre de côtes de porc, désossées et coupées en petits morceaux

2 gousses d'ail émincées

1 échalote, hachée

1 tasse de tomates fraîches, en purée

3 tasses de bouillon de poulet

Préparations

Préchauffer une marmite légèrement beurrée à feu moyen. Maintenant, saisissez les côtes de porc environ 5 minutes de chaque côté. Incorporer l'ail et échalote et laissez cuire encore 4 minutes.

Verser la sauce tomate et le bouillon de poulet. Porter à ébullition et réduire le feu à mijoter. Laisser mijoter à couvert pendant 28 à 32 minutes. Servir avec 1 tasse de chou-fleur «Riz» si désiré.

POISSON ET FRUITS DE MER

1. Salade de poisson à la morue

(Prêt en 15 minutes environ | Portions 5)

Par portion: 276 calories; 6,9 g de matières grasses; 6,4 g de glucides; 42,7 g de protéines; 1,7 g de fibres

Ingrédients

5 filets de morue

2 tasses de laitue, coupée en petits morceaux

1/4 tasse de vinaigre balsamique

1 oignon rouge, tranché

1/2 livre de chou vert, râpé

Préparations

Faites chauffer 1 cuillère à soupe d'huile d'olive dans une grande casserole à feu moyen.

Une fois chaud, faites cuire le poisson environ 10 minutes ou jusqu'à ce qu'il soit doré Haut. Émiettez le poisson et réservez.

Ensuite, fouettez 3 cuillères à soupe d'huile d'olive et de vinaigre balsamique; Assaisonnez avec du sel et poivre noir; incorporer 1 cuillère à soupe de moutarde moulue sur pierre, si désiré.Mélanger la laitue, le chou vert et l'oignon dans un bol de service. Habillez le salade et garnir de morue.

Prendre plaisir!

2. Masala de poisson de style restaurant

(Prêt en environ 25 minutes | Portions 6)

Par portion: 349 calories; 24,9 g de matières grasses; 6,2 g de glucides; 22,7 g de protéines; 2,5 g de fibres

Ingrédients

1 ½ livre de filets de poisson blanc, sans peau, désossés

1/2 tasse de masala à l'oignon indien

1 tasse de lait de coco

2 cuillères à soupe d'huile de sésame
2 poivrons, déveinés et tranchés

Préparations

Dans un wok, chauffer l'huile de sésame à feu moyen-vif; faire sauter les poivrons jusqu'à tendre pendant 3 à 4 minutes.

Ajouter les filets de poisson blanc et le masala à l'oignon indien; verser 1/2 tasse de haddi ka shorba et lait de coco. Assaisonner avec du sel et du poivre noir au goût.

Faites mijoter le feu et laissez cuire 5 minutes de plus ou jusqu'à ce que tout est cuit. Prendre plaisir!

3. Anchois à la vinaigrette César

(Prêt en environ 15 minutes | Portions 3)

Par portion: 449 calories; 34,3 g de matières grasses; 1g de glucides; 32,6 g de protéines; 0,1 g de fibres

Ingrédients

6 anchois, nettoyés et désossés
2 jaunes d'oeuf
1 cuillère à café de moutarde de Dijon
1 gousse d'ail fraîche, pelée
1/3 tasse d'huile d'olive extra vierge

Préparations

Rincez les anchois et séchez-les.

Griller les anchois dans une lèchefrite légèrement graissée jusqu'à ce qu'ils soient dorés.

Ensuite, mélangez les jaunes d'œufs, la moutarde de Dijon, l'ail et l'huile d'olive extra vierge jusqu'à onctueux et crémeux.

Servez les anchois chauds avec la vinaigrette César et dégustez!

4. Salade de poisson et d'œufs

(Prêt en environ 20 minutes | Portions 4)

Par portion: 300 calories; 19,3 g de matières grasses; 3,5 g de glucides; 26,5 g de protéines; 1g de fibres

Ingrédients

1 livre de filets de vivaneau rouge

4 tasses de salade de laitue

1 poivron, épépiné et tranché

1 tomate, tranchée

5 oeufs

Préparations

Cuire les filets de vivaneau à la vapeur de 8 à 10 minutes ou jusqu'à ce qu'ils soient tendres à la fourchette. Coupe le poisson en petites lanières.

Faites bouillir les œufs dans une casserole pendant environ 9 minutes; peler les œufs et soigneusement tranchez-les.

Mettre les poivrons, les tomates et les feuilles de laitue dans un saladier; ajouter 4 cuillères à soupe d'huile d'olive et 4 cuillères à soupe de vinaigre de cidre de pomme; lancer à bien combiner.

Garnir du poisson et des œufs réservés. Sel au goût. Servir bien frais et prendre plaisir!

5. Filets d'aiglefin à l'italienne avec sauce marinara

(Prêt en environ 15 minutes | Portions 6)

Par portion: 226 calories; 5,9 g de matières grasses; 2,2 g de glucides; 38,3 g de protéines; 0,6 g de fibres

Ingrédients

2 livres de filets d'aiglefin

1/2 tasse de sauce marinara

2 cuillères à soupe d'huile d'olive

Sel de mer et poivre noir fraîchement moulu, au goût

1 cuillère à soupe de mélange d'épices italiennes

Préparations

Badigeonner les filets d'aiglefin avec 1/4 tasse de sauce marinara et d'huile d'olive.

Cuire les filets d'aiglefin sur une lèchefrite à feu moyen pendant environ 6 minutes par côté. Assaisonner avec du sel, du poivre noir et un mélange d'épices italiennes.

Servir avec le 1/4 tasse de sauce marinara restant. Bon appétit!

6. Espadon à la sauce grecque

(Prêt en environ 30 minutes | Portions 6)

Par portion: 346 calories; 22,5 g de matières grasses; 3,2 g de glucides; 31,5 g de protéines; 0,3 g de fibres

Ingrédients

4 steaks d'espadon

1 tasse de yogourt grec

4 cuillères à soupe de mayonnaise

1 cuillère à café d'ail émincé

1 oignon jaune, tranché

Préparations

Commencez par préchauffer votre four à 380 degrés F.

Graisser les parois et le fond d'une cocotte avec 2 cuillères à soupe de fondu beurre. Mélangez les steaks d'espadon avec le mélange d'épices méditerranéen. Placer les steaks d'espadon dans la cocotte beurrée.

Placez l'oignon et l'ail autour de l'espadon. Cuire au four préchauffé pendant environ 20 à 25 minutes.

En attendant, fouettez le yogourt grec avec de la mayonnaise; ajouter l'ail poudre si désiré. Servir les steaks d'espadon avec la sauce à part. Prendre plaisir!

7. Filets de morue avec sauce au sésame

(Prêt en environ 15 minutes | Portions 6)

Par portion: 341 calories; 17 g de matières grasses; 3,2 g de glucides; 42,1 g de protéines; 0,9 g de fibres

Ingrédients

3 cuillères à soupe d'huile d'olive

6 filets de morue, avec la peau

3 cuillères à soupe de graines de sésame grillées

3 cuillères à soupe d'huile de sésame grillé

1 citron, fraîchement pressé

Préparations

Assaisonner les filets de morue avec du sel et du poivre noir.

Chauffer 1 cuillère à soupe d'huile d'olive dans une poêle à griller à feu moyen. Une fois chaud, cuire les filets de morue environ 8 minutes jusqu'à ce qu'ils soient légèrement carbonisés sur le dessus.

Dans un bol à mélanger, fouetter l'huile d'olive restante, le citron, les graines de sésame et huile de sésame; ajouter l'ail émincé, le sel et le poivre noir, si désiré.

Verser la sauce sur les filets de morue et servir immédiatement.

8. Salade de lotte préférée

(Prêt en environ 20 minutes | Portions 5)

Par portion: 306 calories; 19,4 g de matières grasses; 3,8 g de glucides; 27g de protéines; 0,6 g de fibres

Ingrédients

2 livres de lotte

1 poivron, tranché

1/2 tasse de radis, tranchés

1 oignon rouge, haché

1/2 tasse de mayonnaise

Préparations

Badigeonner la lotte d'huile de cuisson antiadhésive. Cuire à feu moyen-vif pour environ 10 minutes jusqu'à opaque.

Émiettez le poisson avec une fourchette et transférez-le dans un saladier; ajouter les poivrons, radis et oignon; ensuite,   incorporer la mayonnaise et remuer jusqu'à ce que tout soit bien combiné. Sel au goût. Bon appétit!

9. Omelette au tilapia et au fromage de chèvre

(Prêt en environ 20 minutes | Portions 4)

Par portion: 558 calories; 38 g de matières grasses; 6,5 g de glucides; 45,5 g de protéines; 0,2 g de fibres

Ingrédients

1/2 tasse de poireaux, tranchés

1 livre de filets de tilapia

8 œufs de taille moyenne

1 tasse de lait

12 onces de fromage de chèvre, émietté

Préparations

Chauffer 1 cuillère à soupe d'huile d'olive dans une poêle antiadhésive à feu moyen-vif chaleur. Une fois chaud, faire sauter les poireaux pendant 4 minutes en remuant de temps en temps.

Ensuite, faites cuire le poisson tilapia pendant 5 à 6 minutes de chaque côté; épluchez votre tilapia à l'aide d'une fourchette et mettez-le de côté. Assaisonner avec du sel et du poivre noir au goût.
Dans un bol à mélanger, fouetter les œufs avec le lait jusqu'à ce qu'ils soient bien mélangés. Chauffer la cuillère à soupe restante d'huile d'olive et faites cuire votre omelette jusqu'à ce que les œufs soient pris.
Versez le mélange de poisson sur un côté de votre omelette; garnir de fromage de chèvre et pliez votre omelette sur la garniture. Bon appétit!

10. Morue aux feuilles de moutarde

(Prêt en environ 20 minutes | Portions 2)

Par portion: 171 calories; 7,8 g de matières grasses; 4,8 g de glucides; 20,3 g de protéines; 1,6 g de fibres

Ingrédients

1 cuillère à soupe d'huile d'olive

2 tiges d'oignons verts, tranchés

1 poivron, épépiné et tranché

2 filets de morue

1 tasse de feuilles de moutarde, coupées en petits morceaux

Préparations

Faites chauffer l'huile dans une casserole à feu moyen. Ensuite, faites revenir les oignons verts et poivrons pendant environ 4 minutes jusqu'à ce qu'ils soient ramollis.
Versez 1/2 tasse de bouillon de légumes. Ajouter les filets de poisson avec le sel et Poivre à goûter. Incorporer les feuilles de moutarde.
Faites mijoter la température, couvrez et continuez à cuire pendant environ 12 minutes ou jusqu'à cuisson complète.
Bon appétit!

11. Keto Tacos aux anchois

(Prêt en 10 minutes environ | Portions 4)

Par portion: 170 calories; 9,3 g de matières grasses; 4,9 g de glucides; 14g de protéines; 1,2 g de fibres

Ingrédients

12 feuilles de laitue

1 oignon rouge, haché

1 tomate de grande taille, coupée en dés

2 boîtes (2 onces) d'anchois à l'huile d'olive, égouttées

4 cuillères à soupe de mayonnaise

Préparations

Dans un bol à mélanger, mélanger l'oignon rouge, la tomate, les anchois et la mayonnaise.

Assaisonner avec du sel et du poivre noir au goût.

Versez le mélange d'anchois au centre des feuilles de laitue. Envelopper la laitue feuilles à la façon d'un taco et servir immédiatement.

12. Salade de poisson grillé

(Prêt en environ 15 minutes + temps de refroidissement | Portions 2)

Par portion: 194 calories; 3,4 g de matières grasses; 0,9 g de glucides; 37,1 g de protéines; 0,5 g de fibres

Ingrédients

Filets de thon de 3/4 livre, sans peau

1 cuillère à café de moutarde de Dijon

8 olives niçoises, dénoyautées et tranchées

1 oignon blanc, tranché

1/2 cuillère à café de pâte d'anchois

Préparations

Badigeonner les filets de thon d'huile de cuisson antiadhésive et assaisonner de sel et de noir poivre. Faites griller votre thon environ 3 minutes de chaque côté jusqu'à ce qu'il soit légèrement rosé le centre.

Écaillez le poisson en lanières de la taille d'une bouchée et placez-les dans un bol de service.

Mélangez votre thon avec la moutarde de Dijon, les olives niçoises, l'oignon blanc et l'anchois pâte. Goûtez et rectifiez les assaisonnements. Prendre plaisir!

13. Filets de maquereau

(Prêt en 15 minutes environ | Portions 2)

Par portion: 481 calories; 14,5 g de matières grasses; 1,1 g de glucides; 80 g de protéines; 0,1 g de fibres

Ingrédients

2 filets de maquereau

1 cuillère à soupe d'huile d'olive

1/2 cuillère à café de thym

1 cuillère à café de romarin

2 gousses d'ail émincées

Préparations

Dans une poêle, chauffer l'huile à feu moyen-vif.
Saisir les filets de poisson environ 5 minutes de chaque côté jusqu'à ce qu'ils soient croustillants.
Ajouter l'ail, le thym et le romarin et poursuivre la cuisson 30 secondes plus. Prendre plaisir!

14. Burgers de tilapia du pêcheur

(Prêt en 50 minutes environ | Portions 5)

Par portion: 238 calories; 10,9 g de matières grasses; 2,6 g de glucides; 32,9 g de protéines; 1,2 g de fibres

Ingrédients

1 ½ livres de poisson tilapia, brisé en morceaux

1 cuillère à soupe de mélange d'assaisonnement cajun

1/2 tasse d'échalotes, hachées

1/2 tasse de farine d'amande

2 œufs battus

Préparations

Dans un bol à mélanger, bien mélanger tous les ingrédients. Former le mélange en 10 galettes; réfrigérer de 30 à 35 minutes.
Vaporisez une poêle antiadhésive et placez-la à feu moyen-vif. Faites frire votre hamburgers environ 4 minutes de chaque côté jusqu'à ce qu'ils soient dorés.
Garnissez de tranches de citron et dégustez!

15. Ragoût de pêcheur copieux

(Prêt en environ 30 minutes | Portions 4)

Par portion: 271 calories; 19,5 g de matières grasses; 4,8 g de glucides; 18,5 g de protéines; 1g de fibres

Ingrédients

1 livre de flétan, coupé en petits morceaux

1 tomate fraîche bien mûre, en purée

1 cuillère à soupe de suif, température ambiante

1 oignon rouge, haché

2 gousses d'ail écrasées

Préparations

Faire fondre le suif dans une marmite à feu moyen-vif. Ensuite, faites revenir l'oignon pendant 3 à 4 minutes jusqu'à ce qu'ils soient tendres et parfumés; incorporer l'ail et continuer

faire sauter 30 secondes de plus jusqu'à ce qu'il soit parfumé.

Ajouter la tomate et poursuivre la cuisson de 7 à 8 minutes en remuant périodiquement.

Versez 3 tasses de bouillon de crustacés ou d'eau. Ajouter le flétan et assaisonner avec le sel et poivre noir au goût.

Réduire la température à ébullition et poursuivre la cuisson, partiellement à couvert, pendant 15 à 18 minutes de plus. Versez dans des bols individuels et servez chaud.

16. Curry de saumon thaïlandais

(Prêt en environ 20 minutes | Portions 4)

Par portion: 246 calories; 16,2 g de matières grasses; 4,9 g de glucides; 20,3 g de protéines; 0,6 g de fibres

Ingrédients

3/4 livre de saumon, coupé en morceaux de la taille d'une bouchée

6 onces de lait de coco entier, en conserve

1 cuillère à soupe d'huile de coco

1/2 tasse de poireaux, hachés

1 cuillère à café de poudre de curcuma

Préparations

Faire fondre l'huile de noix de coco dans une casserole à fond épais à feu moyen-vif. Faire sauter le poireaux environ 3 minutes ou jusqu'à ce qu'ils soient tendres et parfumés.

Ajouter la poudre de curcuma et le lait de coco; verser 2 tasses d'eau ou de poisson Stock. Incorporer les morceaux de saumon.

Réduire la température à moyen-doux et continuer à mijoter pendant 10 à 12 minutes de plus. Servir chaud!

17. Crevettes de baie et champignons

(Prêt en environ 35 minutes | Portions 6)

Par portion: 297 calories; 18,3 g de matières grasses; 5,5 g de glucides; 28g de protéines; 1,3 g de fibres

Ingrédients

1 ½ livre de coupes de champignons de Paris de grande taille

6 cuillères à soupe de mayonnaise

8 onces de fromage ricotta, ramolli

1 tasse de fromage cheddar, râpé

16 onces de crevettes fraîches de la baie, hachées

les directions

Cuire les champignons au four préchauffé à 380 degrés F pendant 15 minutes jusqu'à ce qu'ils soient juste tendres.

Faire fondre 1 cuillère à soupe de beurre dans une casserole à feu moyen-vif. Cook Bay crevettes pendant 1 à 2 minutes.

Ajouter la mayonnaise et le fromage ricotta; remuer pour bien mélanger.

Répartir le mélange de crevettes dans des coupes de champignons; cuire au four environ 10 minutes. Garnir de fromage cheddar et poursuivre la cuisson pendant 7 à 8 minutes

jusqu'à ce qu'il soit chaud et pétillant. Prendre plaisir!

18. Casserole de poisson-chat et de chou-fleur

(Prêt en environ 30 minutes | Portions 4)

Par portion: 510 calories; 40 g de matières grasses; 5,5 g de glucides; 1,6 g de fibres; 31,3 g de protéines;

Ingrédients

24 onces de poisson-chat, coupé en morceaux

2 onces de beurre, froid

11 onces de chou-fleur

1 tasse de fromage à la crème

1 oeuf

Préparations

Commencez par préchauffer votre four à 385 degrés F.Puis, vaporisez un plat allant au four avec un aérosol de cuisson antiadhésif.

Chauffer 1 cuillère à soupe d'huile de sésame dans une casserole à feu moyen-vif; cuisinier le chou-fleur pendant environ 5 minutes.

Placez le chou-fleur dans le plat de cuisson préparé. Saupoudrer de sel et poivre noir. Placez le poisson-chat sur le dessus.

Dans un bol, mélanger le fromage à la crème et l'œuf. Étalez ce mélange sur le choufleur.

Garnir de beurre et cuire au four environ 20 minutes ou jusqu'à ce que le tout soit bien chaud. Bon appétit!

19. Mélange de vivaneaux et de légumes

(Prêt en environ 20 minutes | Portions 4)

Par portion: 151 calories; 3g de matières grasses; 5,8 g de glucides; 1,5 g de fibres; 24,4 g de protéines;

Ingrédients

1 cuillère à café d'huile de sésame

1/2 tasse d'oignons verts, tranchés finement

1/2 cuillère à café d'ail écrasé

1 livre de vivaneau, coupé en bouchées

2 tomates mûres, écrasées

Préparations

Chauffer l'huile de sésame dans une casserole à fond épais à feu moyen-vif. Faire sauter les oignons verts jusqu'à ce qu'ils soient ramollis ou environ 3 minutes. Maintenant, faites revenir l'ail pendant 30 secondes de plus.

Ajouter le vivaneau et les tomates et réduire le feu pour laisser mijoter. Continuer à cuire de 13 à 15 minutes ou jusqu'à ce que le poisson s'émiette facilement et que la sauce ait légèrement épaissi. Bon appétit!

20. Wraps de thon et jambon

(Prêt en environ 10 minutes + temps de refroidissement | Portions 3)

Par portion: 308 calories; 19,9 g de matières grasses; 4,3 g de glucides; 27,8 g de protéines; 2,5 g de fibres

Ingrédients

1/2 livre de steak de thon ahi

1/2 avocat Hass, pelé, dénoyauté et tranché

6 tranches de jambon

6 feuilles de laitue

1/2 tasse de vin blanc sec

Préparations

Versez 1/2 tasse d'eau dans une casserole; ajouter le vin et porter à ébullition. Ajouter à steak de thon et laisser mijoter 3 à 5 minutes.

Coupez le thon en morceaux de la taille d'une bouchée. Déposer les morceaux de thon sur le jambon.

Garnir d'avocat; arroser de jus de citron frais, si désiré. Roulez-les et servir sur des feuilles de laitue. Prendre plaisir!

21-Crevettes pop-corn à faible teneur en glucides

4 PERSONNES

Il n'y a rien qui me dise «été» comme des fruits de mer frits. Je n'avais jamais l'habitude de le faire, cependant, car il semblait que ce serait un tel gâchis - de l'huile chaude éclaboussant partout et de la pâte dégoulinant sur le comptoir (non merci). Mais ces crevettes pop-corn à faible teneur en glucides sont très faciles à préparer et cuisent complètement dans le panier Cook & Crisp. Ainsi, bien que la saveur soit maximisée, le nettoyage est extrêmement minime.

SANS GLUTEN, SANS PRODUITS LAITIERS, SANS SOYA

TEMPS DE PRÉPARATION: 10 minutes
TEMPS TOTAL DE CUISSON: 25 minutes
AIR CRISP: 25 minutes
ACCESSOIRES: Panier Cook & Crisp

CONSEIL D'OPTION: Servez ces crevettes avec de l'aïoli à l'ail rôti ou fouettez un peu de sauce tartare en combinant ½ tasse de mayonnaise, 1 cuillère à café de cornichons hachés, 1 cuillère à café d'oignon émincé, 1 cuillère à soupe de jus de citron fraîchement pressé, du sel et du poivre.

Ingrédients

2 oeufs
½ tasse de farine de noix de coco

¼ tasse de farine d'amande
1½ cuillère à soupe de mélange d'épices cajun
Le sel
Poivre noir fraichement moulu
1½ livre de crevettes fraîches, pelées et déveinées
Quartiers de citron, pour servir

instructions

1. Dans un petit bol, battre les œufs jusqu'à consistance lisse. Dans un grand bol, mélanger la farine de noix de coco, la farine d'amande et le mélange d'épices cajun. Assaisonnez avec du sel et du poivre.

2. Insérez le panier dans le pot. Fermez le couvercle croustillant. Sélectionnez AIR CRISP, réglez la température à 400 ° F et réglez la durée sur 5 minutes. Sélectionnez START / STOP pour commencer.

3. Pendant que l'appareil préchauffe, trempez les crevettes dans l'œuf. Une fois bien enrobées, placez-les dans le mélange de farine et mélangez bien les crevettes pour vous assurer que tous les côtés sont recouverts de panure.

4. Une fois l'appareil préchauffé, placez les crevettes dans le panier.

5. Fermez le couvercle du croustillant. Sélectionnez AIR CRISP, réglez la température à 400 ° F et réglez la durée sur 25 minutes. Sélectionnez START / STOP pour commencer, en secouant le panier après 10 minutes pour assurer que les crevettes soient croustillantes uniformément. Vérifiez à nouveau les crevettes après 20 minutes. Si vous voulez qu'ils soient encore plus croustillants, poursuivez la cuisson 3 à 4 minutes de plus.

6. Lorsque la cuisson est terminée, servez immédiatement les crevettes accompagnées de quartiers de citron.

Par portion:
Calories: 310; Matières grasses totales: 10g; Glucides totaux: 12g; Fibre: 7g;
Glucides nets: 5g; Protéine: 43g
Macronutriments: Lipides: 29%; Protéine: 56%; Glucides: 15%

22- Calamars à faible teneur en glucides

4 PERSONNES

Les calamars sont quelque chose que je n'appréciais que lorsque je mangeais au restaurant - je n'avais jamais pensé à le faire moi-même et je me trouvais très rarement avec des calmars dans mon panier d'épicerie. Mais c'est si facile à faire et c'est vraiment une chose amusante à servir si vous recevez des amis. Comme beaucoup de ces recettes d'aliments frits à faible teneur en glucides, le tout se passe dans le panier Cook & Crisp.

SANS GLUTEN, SANS PRODUITS LAITIERS, SANS SOYA

TEMPS DE PRÉPARATION: 10 minutes
TEMPS TOTAL DE CUISSON: 25 minutes
AIR CRISP: 25 minutes
ACCESSOIRES: Panier Cook & Crisp

CONSEIL D'OPTION: Ces calamars seraient parfaits avec de l'aïoli à l'ail rôti ou de la sauce tartare (voir la recette dans le conseil avec des crevettes pop-corn à faible teneur en glucides).

Ingrédients

2 oeufs
½ tasse de farine de noix de coco
¼ tasse de farine d'amande
Le sel
Poivre noir fraîchement moulu À propos
1½ livres de calamars, anneaux et / ou tentacules
Quartiers de citron, pour servir

instructions

1. Placez le panier dans la marmite. Fermez le couvercle croustillant. Sélectionnez AIR CRISP, réglez la température à 390 ° F et réglez la durée sur 5 minutes. Sélectionnez START / STOP pour commencer.

2. Pendant que l'appareil préchauffe, battez les œufs dans un petit bol. Dans un grand bol, mélanger la farine de noix de coco, la farine d'amande, le sel et le poivre. Trempez les calmars dans l'œuf, puis transférez-les dans le mélange de farine. Bien mélanger pour bien enrober, en veillant à ce que tous les morceaux soient recouverts uniformément de panure.

3. Lorsque l'appareil est préchauffé, placez les calmars panés dans le panier.

4. Fermez le couvercle de croustillant. Sélectionnez AIR CRISP, réglez la température à 390 ° F et réglez la durée sur 25 minutes. Sélectionnez START / STOP pour commencer, en secouant le panier à mi-cuisson pour vous assurer que tout est croustillant et brunit uniformément.

5. Lorsque la cuisson est terminée, servez immédiatement avec les quartiers de citron.

Par portion:
Calories: 330; Matières grasses totales: 10g; Glucides totaux: 26g; Fibre: 13g; Glucides nets: 13g; Protéine: 34g
Macronutriments: Lipides: 27%; Protéine: 41%; Glucides: 32%

23-Pétoncles au beurre à l'ail et au citron

4 PERSONNES

J'adore les pétoncles poêlés avec du beurre. La seule chose qui les rend meilleurs, c'est lorsque le beurre est chargé de citron et d'ail. Les pétoncles cuisent très rapidement dans l'autocuiseur Ninja® Foodi ™, puis obtiennent un croustillant le long de leurs bords grâce à la fonction Air Crisp.

SANS GLUTEN, SANS SOJA

TEMPS DE PRÉPARATION: 5 minutes
TEMPS TOTAL DE CUISSON: 23 minutes
ENVIRON. CRÉATION DE PRESSION: 6 minutes
CUISSON SOUS PRESSION: 0 minute
DÉCLENCHEMENT DE PRESSION: Rapide

AIR CRISP: 15 minutes
ACCESSOIRES: Panier Cook & Crisp

CONSEIL DE REMPLACEMENT: Vous pouvez utiliser exactement la même méthode et la même recette pour les crevettes.

Ingrédients

½ tasse d'eau
1½ livre de pétoncles géants, frais ou surgelés
¼ tasse de beurre non salé, fondu
2 gousses d'ail râpées jus de
½ citron, divisé
Le sel
Poivre noir fraîchement moulu

instructions

1. Placez l'eau dans le pot. Placez le panier dans la casserole et ajoutez les pétoncles. Assemblez le couvercle de pression, en vous assurant que la soupape de décharge de pression est en position SEAL.

2. Sélectionnez PRESSION et réglez sur HAUTE. Réglez le temps à 0 minute (le processus de mise sous pression suffit pour préparer les pétoncles). Sélectionnez START / STOP pour commencer.

3. Pendant que la pression monte, dans un petit bol, mélanger le beurre, l'ail et la moitié du jus de citron.

4. Lorsque la cuisson sous pression est terminée, relâchez rapidement la pression en déplaçant la soupape de surpression sur la position VENT. Retirez délicatement le couvercle lorsque l'appareil a fini de relâcher la pression.

5. Retirez le panier du pot. Égouttez tout excès d'eau du pot et essuyez. Assécher les pétoncles avec une serviette en papier, assaisonner de sel et de poivre et mélanger avec le mélange de beurre à l'ail. Réinsérez le panier dans le pot.

6. Fermez le couvercle du croustillant. Sélectionnez AIR CRISP, réglez la

température à 390 ° F et réglez la durée sur 15 minutes. Sélectionnez START / STOP pour commencer, en vérifiant la cuisson après 10 minutes. Les pétoncles doivent être dorés et croustillants à l'extérieur. Si nécessaire, continuez la cuisson jusqu'à 5 minutes de plus.

7. Une fois la cuisson terminée, transférer les pétoncles dans un plat de service et arroser du jus de citron restant. Sers immédiatement.

Par portion:
Calories: 253; Matières grasses totales: 13g; Glucides totaux: 5g; Fibre: 0g; Glucides nets: 5g; Protéine: 29g
Macronutriments: Lipides: 46%; Protéine: 46%; Glucides: 8%

24- Saumon aux broccolini

4 PERSONNES

Le saumon au broccolini est un repas parfait à faible teneur en glucides. J'adore le brocoli - peut-être même plus que le brocoli, ce qui en dit long parce que je fais rôtir une énorme plaque de brocoli au moins une fois par semaine. Cette recette utilise à merveille la grille réversible de l'autocuiseur Foodi ™ lorsque vous faites cuire le saumon sous pression rapidement, puis faites griller les broccolini à la perfection.

SANS GLUTEN, SANS PRODUITS LAITIERS, SANS SOYA

TEMPS DE PRÉPARATION: 5 minutes
TEMPS TOTAL DE CUISSON: 23 minutes
ENVIRON. CRÉATION DE PRESSION: 8 minutes
CUISSON SOUS PRESSION: 3 minutes
DÉCLENCHEMENT DE PRESSION: Rapide
GRILLER: 10 minutes

ACCESSOIRES: Rack réversible

CONSEIL D'OPTION: Vous pouvez utiliser cette méthode de cuisson avec la plupart des protéines et des légumes - n'hésitez pas à mélanger et assortir! Les

temps de cuisson des viandes peuvent varier.

Ingrédients

½ tasse d'eau
4 morceaux de saumon (6 onces) ou un gros morceau à découper plus tard
Le sel
Poivre noir fraîchement moulu
1 livre de broccolini, parés
¼ tasse d'huile d'olive extra vierge Aneth fraîchement haché, pour la garniture
Quartiers de citron, pour la garniture

instructions

1. Placez la grille réversible dans la casserole, en vous assurant qu'elle est en position de gril. Mettez l'eau dans le pot. Placez le saumon sur la grille et assaisonnez de sel et de poivre. Assemblez le couvercle de pression, en vous assurant que la soupape de décharge de pression est en position SEAL.

2. Sélectionnez PRESSION et réglez sur HAUTE. Réglez le temps à 3 minutes. Sélectionnez START / STOP pour commencer.

3. Pendant la cuisson du saumon, dans un grand bol, mélanger les broccolini avec l'huile d'olive et assaisonner de sel et de poivre.

4. Lorsque la cuisson sous pression est terminée, relâchez rapidement la pression en déplaçant la soupape de surpression sur la position VENT. Retirez délicatement le couvercle lorsque l'appareil a fini de relâcher la pression.

5. Placez les broccolini sur la grille avec le saumon.

6. Fermez le couvercle du croustillant. Sélectionnez BROIL et réglez la durée à 10 minutes. Sélectionnez START / STOP pour commencer, en vérifiant les broccolini à mi-chemin.

7. Lorsque la cuisson est terminée, déposez le saumon et les broccolini dans une assiette. Garnir le saumon d'aneth frais et d'un quartier de citron. Sers immédiatement.

25-Champignons farcis au crabe

POUR 6 PERSONNES

Ma mère fait toujours ces super champignons farcis quand elle organise une grande fête, et je les adore absolument. Je ne savais pas si je les aimerais préparés dans l'autocuiseur Foodi ™ plutôt que dans un four. Mais je ne m'inquiétais pour rien, car la cuisson sous pression utilise de la vapeur, et ils restent en fait beaucoup plus juteux de cette façon. De plus, vous laisserez votre four ouvert pour d'autres plats de fête!

SANS GLUTEN, SANS SOJA

TEMPS DE PRÉPARATION: 15 minutes
TEMPS TOTAL DE CUISSON: 28 minutes
ENVIRON. CRÉATION DE PRESSION: 10 minutes
CUISSON SOUS PRESSION: 6 minutes
DÉCLENCHEMENT DE PRESSION: Rapide
AIR CRISP: 10 minutes

ACCESSOIRES: Panier Cook & Crisp

CONSEIL DE REMPLACEMENT: Utilisez de la saucisse cuite ou du bacon au lieu du crabe pour une variante de cette recette.

Ingrédients

1 livre de chair de crabe
1 œuf, battu
¼ tasse de fromage à la crème, température ambiante
3 cuillères à soupe de mayonnaise

2 cuillères à soupe de ciboulette finement hachée
½ tasse de fromage Monterey Jack râpé, plus plus pour la garniture
1 cuillère à café d'ail en poudre
¼ cuillère à café de flocons de piment rouge
Le sel
Poivre noir fraichement moulu
Environ 18 bébés bella ou champignons de Paris, tiges enlevées
½ tasse d'eau

instructions

1. Dans un grand bol, mélanger la chair de crabe, l'œuf, le fromage à la crème, la mayonnaise, la ciboulette, le fromage, l'ail en poudre et les flocons de piment rouge. Assaisonner de sel et de poivre et bien mélanger pour combiner.

2. Versez environ 1 1/2 cuillère à soupe du mélange de crabe dans chaque chapeau de champignon. Placez les champignons farcis dans le panier. Mettez l'eau dans la casserole et placez le panier dans la casserole. Assemblez le couvercle de pression, en vous assurant que la soupape de décharge de pression est en position SEAL.

3. Sélectionnez PRESSION et réglez sur HAUTE. Réglez la durée à 6 minutes. Sélectionnez START / STOP pour commencer.

4. Lorsque la cuisson sous pression est terminée, relâchez rapidement la pression en déplaçant la soupape de surpression sur la position VENT. Retirez délicatement le couvercle lorsque l'appareil a fini de relâcher la pression.

5. Retirez le panier. Videz les restes de liquide du pot et essuyez-le. Remettez le panier et les champignons dans la casserole. Saupoudrez les champignons avec plus de fromage.

6. Fermez le couvercle du croustillant. Sélectionnez AIR CRISP, réglez la température à 390 ° F et réglez la durée sur 10 minutes. Sélectionnez START / STOP pour commencer, en vérifiant la cuisson après 8 minutes. Une fois terminé, le fromage sera fondu, bouillonnant et légèrement doré. Si nécessaire, continuez la cuisson jusqu'à 2 minutes de plus.

7. Lorsque la cuisson est terminée, servir immédiatement ou garder au chaud jusqu'au moment de servir.

Par portion:
Calories: 242; Matières grasses totales: 18g; Glucides totaux: 4g; Fibre: 1g;
Glucides nets: 3g; Protéine: 16g
Macronutriments: Lipides: 67%; Protéine: 26%; Glucides: 7%

OEUFS ET PRODUITS LAITIERS

1. Salade aux œufs classique

(Prêt en environ 20 minutes | Portions 5)

Par portion: 172 calories; 14,1 g de matières grasses; 2,5 g de glucides; 8,1 g de protéines; 0,7 g de fibres

Ingrédients

7 oeufs

1/3 tasse de mayonnaise

1 tasse de radis, tranchés finement

1 poivron, haché

2 oignons verts, hachés

Préparations

Ajouter les œufs et l'eau (1 pouce au-dessus des œufs) dans une casserole et porter à ébullition. Retirer du feu et laisser reposer 15 minutes.

Ensuite, épluchez les œufs et rincez-les sous l'eau courante. Hachez les œufs et placez-les dans un bol de service.

Incorporer les oignons verts, les radis et les poivrons. Assaisonner avec du sel et du noir Poivre à goûter. Ajouter la mayonnaise et 1 cuillère à café de moutarde moulue sur pierre, si voulu.

Remuer pour bien mélanger et servir bien frais. Bon appétit!

2. Œufs durs à l'avocat

(Prêt en 10 minutes environ | Portions 3)

Par portion: 222 calories; 17,6 g de matières grasses; 5,7 g de glucides; 12,2 g de protéines; 3,9 g de fibres

Ingrédients

1 avocat, dénoyauté et tranché

6 oeufs

1/2 cuillère à café d'aneth séché

1 cuillère à soupe de jus de citron

1/2 cuillère à café de sel casher

Préparations

Ajouter les œufs et l'eau (1 pouce au-dessus des œufs) dans une casserole et porter à ébullition. Retirer du feu et laisser reposer 15 minutes.
Épluchez les œufs et coupez-les en deux. Saupoudrez les œufs de sel et d'aneth.
Vous pouvez ajouter du poivre noir et du paprika, si vous le souhaitez. Servir garni de tranches d'avocat et de jus de citron frais. Prendre plaisir!

3. Coquetiers au jambon

(Prêt en environ 30 minutes | Portions 6)

Par portion: 258 calories; 19,1 g de matières grasses; 2,8 g de glucides; 17,5 g de protéines; 0,2 g de fibres

Ingrédients

6 tranches fines de jambon

6 oeufs

4 onces de fromage à la crème

1 cuillère à café de moutarde

6 onces de fromage Colby, râpé

Préparations

Tapisser les moules à muffins de moules à cupcakes. Ajouter une tranche de jambon dans chaque moule à muffin
et appuyez doucement. Dans un plat à mélanger, fouetter les œufs, le fromage à la crème et la moutarde; Assaisonnez avec du sel et poivrer au goût. Versez le mélange d'œufs dans les coupelles. Garnir du fromage râpé. Cuire au four le four préchauffé à 355 degrés F environ 27 minutes.
Garnir de 2 cuillères à soupe d'oignons verts juste avant de servir et savourer!

4. Bouchées de saucisses et de fromage pour le petit déjeuner

(Prêt en environ 20 minutes | Portions 3)

Par portion: 412 calories; 34,6 g de matières grasses; 4,7 g de glucides; 19,6 g de protéines; 0,1 g de fibres

Ingrédients

1/2 livre de saucisse à déjeuner

1/2 tasse de farine d'amande

1/2 tasse de fromage Colby, râpé

4 cuillères à soupe de fromage Romano, fraîchement râpé

1 oeuf

Préparations

Préchauffez votre four à 365 degrés F.

Bien mélanger tous les ingrédients jusqu'à ce que tout soit bien mélangé. Rouler le mélange en boules; déposer les boules sur une plaque de cuisson tapissée de papier sulfurisé.

Cuire au four préchauffé pendant environ 15 à 17 minutes.

Bon appétit!

5. Soupe au fromage célèbre

(Prêt en environ 20 minutes | Portions 5)

Par portion: 439 calories; 37g de matières grasses; 5,7 g de glucides; 19,5 g de protéines; 2g de fibres

Ingrédients

1/2 bâton de beurre, à température ambiante

4 cuillères à soupe de farine d'amande

2 ½ tasses de lait en conserve

1 cube de bouillon de poulet

2 tasses de fromage suisse, râpé

Préparations

Dans un por à fond épais, faire fondre le beurre à feu moyen-vif.

Ajoutez la farine d'amande, le lait en conserve et le cube de bouillon de poulet, maintenant, versez dans 2 tasses d'eau tiède et laisser mijoter, partiellement couvert, pendant 10 minutes.

Retirer du feu et incorporer le fromage. Remuer pour combiner, couvrir et laisser il reste dans la chaleur résiduelle pendant 8 à 10 minutes. Assaisonner de sel et de poivre noir et servir dans des bols individuels. Bon appétit!

6. Le meilleur aïoli grec de tous les temps

(Prêt en environ 10 minutes | Portions 6)

Par portion: 94 calories; 9,1 g de matières grasses; 1,3 g de glucides; 1,5 g de protéines; 0,2 g de fibres

Ingrédients

2 jaunes d'œuf

1 cuillère à café de mélange d'assaisonnement grec
1 cuillère à café d'ail
1 cuillère à soupe de jus de citron
1/2 tasse d'huile d'olive extra vierge

Préparations

Battre les jaunes d'œufs jusqu'à ce qu'ils soient pâles et mousseux.
Incorporer le mélange d'assaisonnement grec, l'ail et le jus de citron; assaisonner avec du sel et poivre noir. Incorporer 1 cuillère à café de moutarde, si désiré.
Ensuite, continuez à mélanger jusqu'à ce que tout soit bien mélangé.
Incorporer progressivement l'huile en un jet régulier. Mélanger jusqu'à ce que le mélange soit émulsionné.
Conservez bien au réfrigérateur jusqu'à 10 jours.

7. Salade aux œufs pour le petit-déjeuner

(Prêt en environ 15 minutes | Portions 4)

Par portion: 474 calories; 37,1 g de matières grasses; 6,8 g de glucides; 28g de protéines; 4g de fibres

Ingrédients

4 œufs
1 concombre libanais, tranché
4 tasses de laitue, brisée en morceaux
1 avocat, dénoyauté, pelé et tranché
8 onces de fromage de chèvre, émietté

Préparations

Faites chauffer 2 cuillères à soupe d'huile de canola dans une poêle à feu vif. Ensuite, casser les œufs dans l'huile et les faire frire 1 à 2 minutes ou jusqu'à ce que les jaunes sont fixés; mettre de côté.
Mélanger le concombre libanais et la laitue dans un bol de service. Placez les œufs au plat et avocat sur le dessus.
Garnir de fromage émietté et servir.

8. Oeufs faciles dans une tasse

(Prêt en environ 5 minutes | Portions 1)

Par portion: 142 calories; 9,4 g de matières grasses; 2,5 g de glucides; 12,1 g de protéines; 0,1 g de fibres

Ingrédients
2 oeufs
Sel feuilleté, au goût
1/4 cuillère à café de poivre noir moulu
2 cuillères à soupe de lait
Préparations
Dans une tasse allant au micro-ondes, fouettez légèrement les œufs; ajouter le lait et fouetter jusqu'à ce que bien mélangé.
Faites cuire les œufs au micro-ondes pendant environ 1 minute et demie.
Assaisonner de sel et de poivre noir au goût et servir immédiatement.

9. Soufflé à la saucisse et au fromage

(Prêt en environ 55 minutes | Portions 8)

Par portion: 348 calories; 28,7 g de matières grasses; 4,5 g de glucides; 17,6 g de protéines; 0,3 g de fibres
Ingrédients
8 onces de saucisse chorizo, tranchée
4 oignons verts, hachés
8 onces de fromage à la crème
10 oeufs
1 tasse de fromage suisse, râpé
les directions
Préchauffer une poêle allant au four à feu moyen. Maintenant, faites dorer la saucisse pendant 5 minutes en le brisant avec une large spatule.
Incorporer les oignons verts et continuer à faire sauter encore 3 minutes. Assaisonner avec sel et poivre noir à votre goût.
Dans un plat à mélanger, mélanger le fromage à la crème et les œufs. Versez le mélange d'oeufs dans la poêle allant au four.
Transférer la poêle dans le four préchauffé. Cuire au four à 365 degrés F pendant environ 30 minutes.
Garnir de fromage suisse et poursuivre la cuisson encore 7 minutes ou jusqu'à ce que le fromage est chaud et pétillant.
Bon appétit!

10. Bombay Masala Frittata

(Prêt en 40 minutes environ | Portions 5)

Par portion: 306 calories; 27g de matières grasses; 4g de glucides; 12g de protéines; 0,2 g de fibres

Ingrédients

1 oignon jaune, tranché

1 cuillère à café de Garam masala

8 oeufs

2 cuillères à soupe de lait

8 onces de fromage à la crème

Préparations

Graisser un plat allant au four avec 1 cuillère à soupe de beurre.

Faire fondre 1 cuillère à soupe de beurre dans une poêle à feu moyen-vif. Faire sauter l'oignon jusqu'à ce qu'il soit juste tendre et aromatique.

Ajouter le Garam masala et verser le mélange dans la cuisson préparée la poêle.

Dans un bol, fouettez les œufs, le lait et le fromage à la crème. Verser le mélange d'œufs dans le plat de cuisson.

Cuire au four préchauffé à 360 degrés F pendant 30 minutes ou jusqu'à cuisson complète. Prendre plaisir!

11. Frittata aux herbes méditerranéennes

(Prêt en environ 30 minutes | Portions 4)

Par portion: 394 calories; 30,5 g de matières grasses; 6,1 g de glucides; 23,1 g de protéines; ; 0,6 g de fibres

Ingrédients

6 oeufs

2 onces de bacon, haché

1 cuillère à café d'herbes méditerranéennes

1/2 tasse d'oignons rouges, pelés et tranchés

8 onces de fromage Feta, émietté

Préparations

Commencez par préchauffer un four à 365 degrés F.Bossez un plat de cuisson avec un spray antiadhésif.

Mélanger les œufs, le bacon, les herbes et l'oignon jusqu'à ce que le tout soit bien mélangé; assaisonner avec le sel et poivre noir.

Versez le mélange dans le plat de cuisson préparé.

**Cuire au four pendant 15 minutes jusqu'à ce que les œufs soient pris. Répartir le fromage feta sur le dessus
et continuez à cuire encore 5 minutes. Prendre plaisir!**

12. Œufs brouillés au bacon canadien

(Prêt en 15 minutes environ | Portions 2)

Par portion: 326 calories; 13,3 g de matières grasses; 5,2 g de glucides; 46 g de protéines; 0,7 g de fibres

Ingrédients

2 tranches (1 once) de bacon canadien

8 tomates cerises, coupées en deux

4 œufs

Sel, pour assaisonner

1/4 cuillère à café de poivre noir moulu

Préparations

**Cuire le bacon canadien à feu moyen-vif jusqu'à ce qu'il soit tendre et croustillant. Ensuite, faites frire les œufs dans la graisse de bacon jusqu'à ce que les jaunes soient pris. Assaisonner avec le sel et poivre.
Servir avec le bacon réservé et les tomates cerises.
Bon appétit!**

13. Œufs farcis au thon

(Prêt en environ 15 minutes | Portions 4)

Par portion: 112 calories; 4,7 g de matières grasses; 2,3 g de glucides; 14,5 g de protéines; 0,5 g de fibres

Ingrédients

4 œufs

1 boîte (6 onces) de thon, égoutté

1/2 oignon rouge, haché

4 cuillères à café de fromage cottage, température ambiante

1 cuillère à soupe de moutarde de Dijon

Préparations

**Dans une casserole, porter à ébullition les œufs et l'eau; chauffer. Laissez-le reposer pendant environ
10 minutes.**

Ensuite, décollez les coquilles et séparez les blancs et les jaunes d'œufs.
Écrasez les jaunes avec le thon, les oignons, le fromage et la
moutarde. Saupoudrer de sel et du poivre noir, si désiré.
Répartir le mélange dans les blancs d'œufs et servir bien frais.

14. Chou-fleur Keto

(Prêt en 15 minutes environ | Portions 5)

Par portion: 285 calories; 23,2 g de matières grasses; 4,6 g de glucides; 14,2 g de protéines; 1,1 g de fibres

Ingrédients

3 cuillères à soupe de beurre ramolli

Fleurons de chou-fleur 1/2 livre

2 tasses de fromage Romano, râpé

2 cuillères à café de poudre de cosse de psyllium

1 oignon jaune, émincé

Préparations

Faites cuire le chou-fleur à la vapeur et mélangez-le jusqu'à ce qu'il ressemble à une purée de pommes de terre.

Ensuite, mélangez la purée de chou-fleur avec l'oignon jaune, le fromage et le psyllium poudre de balle. Rouler le mélange en boules.

Faire fondre le beurre dans une poêle à feu moyen-vif. Ensuite, faites cuire vos tout-petits jusqu'à ce qu'ils soient dorés de tous les côtés. Bon appétit!

15. Mayo facile à la maison

(Prêt en environ 10 minutes | Portions 8)

Par portion: 257 calories; 28,1 g de matières grasses; 1,1 g de glucides; 0,8 g de protéines; 0,1 g de fibres

Ingrédients

1/2 cuillère à café de moutarde moulue sur pierre

1 cuillère à café d'ail en poudre

1 tasse d'huile d'olive

2 cuillères à soupe de jus de citron

2 jaunes d'oeuf

Préparations

Battez les jaunes d'œufs, la moutarde et l'ail en poudre au batteur à main. Ajouter dans le sel, poivre noir et jus de citron et continuer à mélanger jusqu'à ce que le tout soit bien mélangé.
Versez progressivement l'huile, en mélangeant continuellement jusqu'à ce que la consistance désirée soit atteint.
Goûtez pour l'assaisonnement, puis ajoutez un peu de sel ou de jus de citron si nécessaire. Prendre plaisir!

16. Tortilla mexicaine au fromage

(Prêt en environ 15 minutes | Portions 4)

Par portion: 205 calories; 16,4 g de matières grasses; 3,2 g de glucides; 11,5 g de protéines; 0,2 g de fibres

Ingrédients

2 cuillères à soupe de lait entier
2 oeufs
4 onces de fromage Cotija, tranché
1/2 tasse de farine d'amande
1 cuillère à café de levure chimique

Préparations

Fouettez le lait et les œufs jusqu'à ce qu'ils soient mousseux et pâles.
Dans un autre bol, mélanger la farine d'amande avec la levure chimique; saupoudrer avec le sel au goût.
Ajouter le mélange d'œufs au mélange de farine et mélanger à nouveau.
Cuire chaque tortilla 2 minutes de chaque côté. Répétez jusqu'à ce que vous n'ayez plus Battre. Garnir de fromage Cotija et servir. Dévorer!

17. Taboulé de petit-déjeuner préféré

(Prêt en environ 20 minutes | Portions 3)

Par portion: 204 calories; 8,6 g de matières grasses; 8,6 g de glucides; 13,7 g de protéines; 2,8 g de fibres

Ingrédients

6 œufs battus
1 échalote, tranchée
2 tasses de riz au chou-fleur
1 poivron, épépiné et tranché

1/2 tasse de tomates cerises, coupées en deux
Préparations
Faire fondre 1 cuillère à soupe de beurre dans une poêle allant au four à feu moyen-vif.
Faites cuire le riz au chou-fleur pendant 5 à 6 minutes ou jusqu'à ce qu'il soit ramolli. Incorporer échalote et poivron et poursuivre la cuisson 4 minutes de plus.
Versez les œufs battus sur les légumes et faites cuire jusqu'à ce que les œufs soient pris; ne pas trop cuire les œufs.
Garnir de tomates cerises et placer sous le gril préchauffé pendant 5 minutes. Goûtez et rectifiez les assaisonnements. Bon appétit!

18. Œufs farcis au bacon

(Prêt en environ 15 minutes | Portions 6)

Par portion: 293 calories; 22,3 g de matières grasses; 4,8 g de glucides; 18,6 g de protéines; 0,8 g de fibres
Ingrédients
10 oeufs
1 cuillère à soupe de moutarde de Dijon
1 poivron rôti, haché
1/3 tasse de fromage cottage
4 onces de bacon, coupé en dés
Préparations
Cuire le bacon dans une poêle antiadhésive à feu moyen-vif; réserve.
Cuire les œufs dans une petite casserole et porter à ébullition. Retirer du feu et laissez reposer, couvert, pendant environ 10 minutes.
Ensuite, épluchez les œufs et séparez les blancs et les jaunes d'œufs.
Mélangez les jaunes d'œufs avec le bacon réservé, le poivron, la moutarde et le fromage.
Assaisonner avec le sel et le poivre noir au goût.
Répartir la garniture entre les blancs d'œufs et servir bien frais. Dévorer!

19. Soupe au fromage suisse et à l'oignon

(Prêt en 15 minutes environ | Portions 2)

Par portion: 365 calories; 27,2 g de matières grasses; 6,6 g de glucides totaux; 21g de protéines; 0,8 g

Fibre

Ingrédients

2 cuillères à soupe de ghee, à température ambiante

1/2 tasse d'échalotes, hachées

1/2 tasse de soupe à l'oignon

1 tasse de yaourt

4 onces de fromage suisse, râpé

Préparations

Faire fondre le ghee dans une casserole à fond épais à feu moyen-vif; faire sauter le échalotes jusqu'à tendreté ou environ 4 minutes.

Versez la crème de soupe à l'oignon avec 1/2 tasse d'eau. Réduisez la chaleur mijoter; puis, laissez cuire de 10 à 12 minutes ou jusqu'à ce que le tout soit bien chaud. Retirer du feu et incorporer le yogourt et le fromage suisse. Mélanger jusqu'à tout est parfaitement combiné. Bon appétit!

20. Muffins au bacon et au chou frisé

(Prêt en environ 25 minutes | Portions 4)

Par portion: 384 calories; 29,8 g de matières grasses; 5,1 g de glucides; 24g de protéines; 1,1 g de fibres

Ingrédients

1/2 tasse de bacon

1 tasse de chou frisé

1 tasse de pâte de tomate à l'ail et l'oignon

6 oeufs

1 tasse de fromage Asiago, râpé

Préparations

Préchauffez votre four à 380 degrés F.

Ensuite, faites cuire le bacon de 3 à 4 minutes à température maximale; réserve. Ajouter dans le chou frisé, la pâte de tomate, les œufs et le fromage Asiago. Ajouter le bacon réservé

Verser la pâte dans des moules à muffins légèrement graissés; puis cuire au four pendant 15 minutes ou jusqu'à ce que les bords soient dorés. Bon appétit!

LÉGUMES ET PLATS D'ACCÈS

1. Salade de brocoli et de sardine

(Prêt en 10 minutes environ / Portions 4)

Par portion: 159 calories; 7,1 g de matières grasses; 5,7 g de glucides; 17,8 g de protéines; 3g de fibres

Ingrédients

2 boîtes (4 onces) de sardines dans l'huile, égouttées

1/2 oignon blanc, tranché finement

1 cuillère à café de moutarde moulue sur pierre

2 cuillères à soupe de jus de citron vert frais

1 livre de fleurons de brocoli

Préparations

Dans une poêle antiadhésive, cuire les brocolis à feu moyen-vif pendant environ 6 minutes; travailler par lots.

Placez le brocoli carbonisé dans un bol de service avec les sardines et les oignons. Mélangez votre salade avec la moutarde et le jus de citron vert. Bon appétit!

2. Épinards à la crème avec fromage

(Prêt en 10 minutes environ / Portions 4)

Par portion: 166 calories; 15,1 g de matières grasses; 5g de glucides; 4,4 g de protéines; 1,7 g de fibres

Ingrédients

10 onces d'épinards

1 cuillère à soupe de beurre, température ambiante

1/2 tasse de crème double

3 onces de fromage à la crème

1 gousse d'ail émincée

Préparations

Faire fondre le beurre dans une sauteuse à feu moyen-vif. Ensuite, faites revenir l'ail
jusqu'à ce que parfumé pendant 30 secondes environ.
Incorporer les feuilles d'épinards, couvrir et laisser mijoter 2 à 3 minutes ou jusqu'à ce que les épinards se fanent. Assaisonner avec du sel et du poivre noir au goût.
Incorporer la double crème et le fromage et remuer doucement jusqu'à ce que tout soit bien incorporé. Prendre plaisir!

3. Champignon végétalien Stroganoff

(Prêt en environ 15 minutes | Portions 3)

Par portion: 138 calories; 9,2 g de matières grasses; 7,1 g de glucides; 3,4 g de protéines; 1,8 g de fibres

Ingrédients

2 cuillères à soupe d'huile d'olive
1/2 échalote, coupée en dés
3 gousses d'ail hachées
12 onces de champignons bruns, tranchés finement
2 tasses de sauce tomate

Préparations

Dans une casserole à fond épais, chauffer l'huile jusqu'à ce qu'elle grésille. Faire sauter l'échalote pendant 2 à 3 minutes jusqu'à tendreté.
Ensuite, faites cuire l'ail et les champignons 1 à 2 minutes jusqu'à ce qu'ils soient juste tendre et parfumé.
Incorporer la sauce tomate et porter à ébullition; réduire le feu pour laisser mijoter, couvrir et poursuivre la cuisson environ 10 minutes. Goûtez et rectifiez les assaisonnements.
Prendre plaisir!

4. Easy Insalata Caprese

(Prêt en environ 20 minutes | Portions 2)

Par portion: 187 calories; 13,3 g de matières grasses; 7,4 g de glucides; 9,5 g de protéines; 3,4 g de fibres

Ingrédients

1/2 lb de pointes d'asperges, parées

1 gousse d'ail pressée

1-2 gouttes de stévia liquide

1 tasse de tomates raisins coupées en deux

1/2 tasse de mozzarella, râpée

IPréparations

Mélangez vos asperges avec 1 cuillère à soupe d'huile et d'ail; arroser de frais jus de citron.

Cuire les pointes d'asperges sur le gril chaud jusqu'à ce qu'elles soient carbonisées.

Trancher les asperges en petits morceaux et les transférer dans un bol de service. Ajouter à stévia et tomates; mélanger pour bien combiner.

Garnir de mozzarella et servir à température ambiante.

5. Sauté de chou

(Prêt en environ 25 minutes | Portions 2)

Par portion: 168 calories; 13 g de matières grasses; 7g de glucides; 2,6 g de protéines; 4,1 g de fibres

Ingrédients

3/4 livre de chou vert, tranché

2 cuillères à soupe d'huile d'olive

1 échalote, hachée

1/2 tasse de bouillon de poulet

1 cuillère à café de pâte de gingembre et d'ail

Préparations

Dans un wok, chauffer l'huile d'olive jusqu'à ce qu'elle grésille; puis faire revenir la pâte de gingembre-ail

jusqu'à ce que parfumé.

Ensuite, faites cuire l'échalote pendant 3 à 4 minutes. Versez le bouillon de poulet pour gratter les morceaux dorés qui collent au fond du pot.

Ajouter le chou avec le sel et le poivre. Continuez à cuisiner, couvert, pendant environ 16 minutes ou jusqu'à cuisson complète. Prendre plaisir!

6. Casserole d'aubergines au fromage avec chou frisé

(Prêt en environ 2 heures 45 minutes | Portions 6)

Par portion: 230 calories; 18,5 g de matières grasses; 6,7 g de glucides; 10,6 g de protéines; 2,4 g de fibres

Ingrédients

1 aubergine (3/4 livre), coupée en tranches de 1/2 pouce

14 onces de sauce pour pâtes à l'ail et aux tomates, sans sucre

1 1/2 tasse de fromage Gorgonzola, râpé

1/3 tasse de fromage à la crème

8 onces de feuilles de chou frisé, déchirées en morceaux

Préparations

Saupoudrer les tranches d'aubergine de gros sel et laisser reposer pendant 1 heure. Rincer les tranches d'aubergine et badigeonnez-les avec 2 cuillères à soupe d'huile d'olive

Faites cuire l'aubergine dans une poêle à griller pendant 4 à 5 minutes jusqu'à ce qu'elle soit dorée de chaque côté; réserve.

Placez les feuilles de chou frisé dans la poêle et faites cuire jusqu'à ce qu'elles soient fanées. Mélanger le fromage à la crème avec Fromage Gorgonzola.

Déposer les tranches d'aubergines grillées au fond d'une cocotte légèrement graissée

plat. Garnir avec le chou frisé. Déposer la 1/2 du mélange de fromage sur le dessus.

Versez la sauce tomate sur la couche de fromage. Garnir du reste du fromage mélange. Cuire au four préchauffé à 360 degrés F pendant 30 à 35 minutes.

Prendre plaisir!

7. Riz au chou-fleur au beurre et à l'ail

(Prêt en 10 minutes environ | Portions 4)

Par portion: 56 calories; 3,2 g de matières grasses; 6,1 g de glucides; 2,3 g de protéines; 2,3 g de fibres

Ingrédients

1 cuillère à soupe de beurre

1 livre de fleurons de chou-fleur

1 cuillère à soupe de paprika fumé

Sel feuilleté, au goût

2 gousses d'ail émincées

Préparations

Dans une casserole, faites fondre le beurre à feu moyen.

Mélangez le chou-fleur dans votre mixeur ou robot culinaire jusqu'à ce qu'il soit cassé vers le bas en morceaux de la taille d'un riz.

Faites cuire le riz au chou-fleur dans du beurre chaud pendant 5 à 6 minutes. Incorporer le paprika, sel et ail, et continuez à cuire 30 secondes de plus. Bon appétit!

8. Portobellos rôtis aux herbes

(Prêt en 45 minutes environ | Portions 2)

Par portion: 308 calories; 24,1 g de matières grasses; 6,1 g de glucides; 17,9 g de protéines; 2,8 g de fibres

Ingrédients

1 livre de champignons portobello blancs, nettoyés et tranchés

3 onces de fromage edam, râpé

2 cuillères à soupe de ghee, fondu

1 cuillère à soupe de coriandre fraîche, hachée

1 cuillère à soupe de mélange d'herbes méditerranéennes

Préparations

Badigeonner les champignons portobello avec le ghee fondu. Saupoudrer les champignons avec un mélange d'herbes méditerranéennes.

Rôtir au four préchauffé à 365 degrés F pendant environ 30 minutes ou jusqu'à ce que ils sont tendres.

Garnissez vos champignons avec le fromage edam et continuez à rôtir pendant 5 minutes de plus.

Garnissez de coriandre fraîche et dégustez!

9. Soupe aux courgettes classique

(Prêt en environ 20 minutes | Portions 3)

Par portion: 58 calories; 3,3 g de matières grasses; 3,5 g de glucides; 2,3 g de protéines; 1,2 g de fibres

Ingrédients

2 cuillères à café d'huile d'olive extra vierge

1/2 livre de courgettes, pelées et coupées en dés

1/2 échalote, hachée

1/2 tasse de céleri, haché

2 tasses de bouillon de légumes

Préparations

Chauffer 1 cuillère à café d'huile d'olive dans une casserole à fond épais à feu moyen chaleur; faire sauter les courgettes environ 2 minutes et réserver.

Chauffer la cuillère à café restante d'huile d'olive jusqu'à ce qu'elle grésille; faire revenir l'échalote jusqu'à ramolli.

Ajouter le céleri et le bouillon de légumes avec les courgettes réservées; amener à un ébullition. Faites mijoter le feu, laissez cuire, partiellement couvert, de 15 à 18 minutes.

Goûtez et rectifiez les assaisonnements. Bon appétit!

10. Ragoût d'automne à la courge musquée

(Prêt en environ 35 minutes | Portions 4)

Par portion: 148 calories; 11,5 g de matières grasses; 6,8 g de glucides; 2,5 g de protéines; 2,3 g de fibres

Ingrédients

1 oignon espagnol, pelé et coupé en dés

1/2 livre de courge musquée, coupée en dés

1 branche de céleri, hachée

4 tasses de bébés épinards

4 cuillères à soupe de crème sure

Préparations

Chauffer 2 cuillères à soupe d'huile d'olive dans une marmite à feu moyen-vif. Faire sauter l'Oignon espagnol jusqu'à ce qu'il soit tendre et parfumé.

Incorporer la courge musquée et le céleri; verser 3 tasses d'eau ou de légumes bouillon.

Réduire la température à moyen-doux et poursuivre la cuisson de 25 à 30 minutes. Incorporer les épinards, couvrir et laisser reposer dans la chaleur résiduelle jusqu'à ce que les épinards les feuilles flétrissent. Assaisonner avec du sel et du poivre noir au goût. Servir avec du froid aigre crème. Bon appétit!

11. Muffins aux courgettes et fromage romano

(Prêt en 40 minutes environ | Portions 4)

Par portion: 224 calories; 18 g de matières grasses; 3g de glucides; 13,4 g de protéines; 1,5 g de fibres

Ingrédients

1 courgette (1/2 livre), râpée

1 cuillère à café de sel de mer

1 tasse de fromage Romano, râpé

2 œufs battus

1/2 tasse de farine d'amande

Préparations

Mettre les courgettes et le sel dans un bol et laisser reposer 30 minutes; puis, presser à l'aide d'une étamine.

Ajouter le fromage, les œufs et la farine d'amande; remuer pour bien mélanger. Badigeonner un muffin casserole avec un enduit à cuisson. Versez le mélange dans la casserole.

Cuire au four préchauffé à 330 degrés F pendant 20 minutes. Bon appétit!

12. Chou frisé braisé avec sauce au vin

(Prêt en 15 minutes environ | Portions 5)

Par portion: 130 calories; 10,5 g de matières grasses; 6,1 g de glucides; 3,7 g de protéines; 3g de fibres

Ingrédients

6 tasses de chou frisé, déchiré en morceaux

1 échalote, hachée

1/2 tasse de crème double

1/2 cuillère à café d'ail frais, émincé

2 cuillères à soupe de vin blanc sec

Préparations

Faites chauffer 2 cuillères à soupe d'huile d'olive dans une casserole à feu moyen. Faire sauter l'échalote jusqu'à ce qu'elle soit tendre et aromatique environ 4 minutes.

Incorporer les feuilles de chou frisé et poursuivre la cuisson 1 à 2 minutes ou jusqu'à ce que le chou frisé flétrisse

complètement. Ajoutez l'ail et le vin. Poursuivre la cuisson pendant 2 minutes plus.

Ajouter la crème double et réduire le feu pour laisser mijoter. Continuez à cuisiner, partiellement couvert, pendant 5 minutes supplémentaires ou jusqu'à ce que la sauce ait réduit légèrement. Servir chaud.

13. Choux de Bruxelles avec bacon et sauce Dijon

(Prêt en environ 15 minutes | Portions 3)

Par portion: 297 calories; 22,5 g de matières grasses; 6,3 g de glucides; 9,7 g de protéines; 3g de fibres

Ingrédients

12 choux de Bruxelles, parés et coupés en deux

6 onces de bacon fumé, coupé en dés

1/2 tasse de vin blanc sec

1 cuillère à café de moutarde de Dijon

1 cuillère à café d'herbes de Provence

Préparations

Dans une casserole, faites cuire le bacon 2 minutes.

Ajouter les choux de Bruxelles et les Herbes de Provence; continuer à cuisiner, ajouter vin périodiquement.

Cuire jusqu'à ce que les choux de Bruxelles soient tendres ou environ 10 minutes.

Enfin, incorporer la moutarde de Dijon et retirer du feu. Prendre plaisir!

14. Ensalada de Pimientos Rojos

(Prêt en 15 minutes environ | Portions 2)

Par portion: 195 calories; 18,1 g de matières grasses; 8,1 g de glucides; 1,5 g de protéines; 2,5 g de fibres

Ingrédients

2 poivrons rouges, déveinés et tranchés

2 cuillères à soupe d'huile d'olive infusée aux herbes

1 gousse d'ail émincée

1 piment piquillo en pot, tranché

1/2 oignon espagnol, haché

Préparations

Commencez par préchauffer votre four à 390 degrés F.

Mélanger tous les ingrédients dans un plat de cuisson légèrement huilé. Cuire au four préchauffé pendant environ 9 minutes ou jusqu'à ce que vos légumes soient tendres et légèrement carbonisés.

Versez 2 cuillères à soupe de vinaigre de vin sur les légumes et servez dans la chambreTempérature. Prendre plaisir!

15. Chili aux champignons Keto

(Prêt en environ 20 minutes | Portions 3)

Par portion: 159 calories; 11,3 g de matières grasses; 6g de glucides; 6,9 g de protéines; 1,3 g de fibres

Ingrédients

3 onces de bacon, coupé en dés

3/4 livre de champignons bruns, tranchés

2 gousses d'ail émincées

1 oignon brun, haché

3 cuillères à soupe de vin rouge sec

Préparations

Dans une marmite préchauffée, faire revenir le bacon jusqu'à ce qu'il soit croustillant ou environ 4 minutes; réserve.

Dans le jus de cuisson, faire revenir les champignons bruns, l'ail et l'oignon brun et jusqu'à ce qu'ils se soient ramollis. Versez le vin rouge et déglacez le pot avec un spatule large.

Ajoutez 1 cuillère à café de poudre de chili.

Réduisez le feu pour laisser mijoter; incorporer le reste des ingrédients et continuer cuire de 10 à 15 minutes ou jusqu'à ce que la sauce épaississe.

Garnir avec le bacon réservé et servir chaud.

16. Chou allemand authentique

(Prêt en environ 20 minutes | Portions 3)

Par portion: 243 calories; 22,2 g de matières grasses; 6,8 g de glucides; 6,5 g de protéines; 1,9 g de fibres

Ingrédients

4 onces de bacon, coupé en dés

1 oignon de taille moyenne, haché

2 gousses d'ail émincées

1 tasse de bouillon d'os de bœuf

1 livre de chou rouge, râpé

Préparations

Cuire le bacon dans une poêle préchauffée à feu moyen-vif; réserve.

Ensuite, faites cuire l'oignon dans la même poêle pendant environ 3 minutes ou jusqu'à ce qu'il soit tendre et aromatique. Après cela, faites cuire l'ail jusqu'à ce qu'il soit parfumé pendant 30 secondes ou alors.

Ajouter le bouillon et le chou. Faire sauter encore 10 à 15 minutes. Garnir avec le bacon réservé et servir chaud.

17. Beignets de brocoli au fromage faciles

(Prêt en 15 minutes environ | Portions 5)

Par portion: 323 calories; 24,1 g de matières grasses; 5,9 g de glucides; 19,8 g de protéines; 2,4 g de fibres

Ingrédients

1 livre de fleurons de brocoli

1 tasse de fromage Romano, de préférence fraîchement râpé

3 oeufs

2 cuillères à soupe d'huile d'olive

5 onces de fromage suisse, tranché

Préparations

Mélangez le brocoli dans votre robot culinaire à intervalles de 1 seconde pour le hacher en «riz».

Mélanger les fleurons de brocoli avec le fromage Romano et les œufs; ajouter du sel et du noir poivre.

Avec les mains huilées, formez le mélange en boules et aplatissez-les légèrement. Chauffer 2 cuillères à soupe d'huile d'olive dans une poêle à feu moyen-vif. Faites cuire 3 minutes, retournez-les et garnissez de fromage suisse. Laissez cuire l'autre côté pendant 3 minutes de plus ou jusqu'à ce que le fromage fonde. Servir chaud et prendre plaisir!

18. Casserole d'aubergine et fromage de chèvre

(Prêt en environ 35 minutes | Portions 3)

Par portion: 477 calories; 41,4 g de matières grasses; 7,2 g de glucides; 18,4 g de protéines; 3,6 g de fibres

Ingrédients

2 poivrons, déveinés et coupés en quartiers

1 aubergine (1 livre), coupée en rondelles

1/2 tasse de crème sure

1 ½ tasse de fromage de chèvre

2 tomates mûres sur la vigne, tranchées

1 cuillère à café de mélange d'épices asiatiques

Commencez par préchauffer votre four à 410 degrés F.Huilez légèrement un plat de cuisson avec spray antiadhésif.

Placez les poivrons et l'aubergine dans le plat de cuisson; placer les tomates en tranches en haut.

Versez 2 cuillères à soupe d'huile d'olive sur les légumes.

Assaisonner avec un mélange d'épices asiatiques. Cuire au four préchauffé de 15 à 17 minutes. Faites tourner la casserole et continuez à cuire pendant 7 à 9 minutes supplémentaires. Garnir de crème sure et de fromage. Garnir de 2 cuillères à soupe d'oignons verts juste avant de servir, si désiré.

Bon appétit!

19. Bateaux de céleri adaptés aux enfants

(Prêt en environ 35 minutes | Portions 2)

Par portion: 194 calories; 17,1 g de matières grasses; 7g de glucides; 2,5 g de protéines; 5g de fibres

Ingrédients

2 onces de fromage Gruyère

3 cuillères à soupe d'oignons verts émincés

1 cuillère à café de mélange d'herbes méditerranéennes

1 piment jalapeno, déveiné et émincé

3 branches de céleri, coupées en deux

Préparations

Dans un plat à mélanger, mélanger le gruyère, les oignons verts, les herbes et le piment jalapeno poivre; mélanger pour bien combiner.

Répartissez le mélange entre les branches de céleri. Ensuite, disposez-les sur une plaque à pâtisserie tapissée de papier sulfurisé.

Rôtir au four préchauffé à 360 degrés F pendant 35 minutes ou jusqu'à cuisson complète.

20. Soupe à la crème de brocoli

(Prêt en environ 25 minutes | Portions 4)

Par portion: 323 calories; 28,2 g de matières grasses; 4,4 g de glucides; 13,4 g de protéines; 0,6 g de fibres

Ingrédients

1 brocoli (1 livre) de tête, brisé en fleurons
1/2 oignon blanc, haché finement
1 côte de céleri, hachée
1/2 tasse de crème double
1 ½ tasse de fromage Monterey Jack, râpé

Préparations

Chauffer 3 cuillères à soupe d'huile d'olive dans une casserole à fond épais à feu moyen-vif chaleur. Faire revenir le brocoli, l'oignon et la côte de céleri jusqu'à ce qu'ils soient ramollis. Versez 4 tasses d'eau ou de bouillon de légumes et portez à ébullition. Diminuez le chauffer à moyen-doux. Continuez à cuire pendant 15 minutes ou jusqu'à ce que le brocoli soit bien cuit.

Incorporez la crème; chauffer. Répartir la soupe dans quatre ramequins; dessus chacun ramequin au fromage Monterey Jack.

Placer sous le gril préchauffé pendant 5 à 6 minutes.

Bon appétit!

RECETTES VÉGÉTARIENNES

1. Beignets de chou-fleur faciles

(Prêt en 15 minutes environ | Portions 5)

Par portion: 173 calories; 10,7 g de matières grasses; 6,9 g de glucides; 10,8 g de protéines; 2,9 g de fibres

Ingrédients

1 tasse de parmesan, râpé

1 œuf, battu

1/2 tasse de farine d'amande

1 ½ livres de bouquets de chou-fleur

1 branche de céleri, hachée

Préparations

Transformez les fleurons de chou-fleur et le céleri dans votre robot culinaire jusqu'à ce qu'ils se sont décomposés en morceaux de la taille du riz.

Ajouter le parmesan, l'œuf et la farine d'amande.

Mélangez jusqu'à ce que tout va bien combiné.

Assaisonner avec le sel et le poivre noir au goût.

Former le mélange en 5 galettes égales.

Dans une poêle antiadhésive, chauffer 2 cuillères à soupe d'huile de sésame. Une fois c'est chaud, faites frire le galettes de 3 à 4 minutes de chaque côté.

Servez chaud et dégustez!

2. Salade d'avocat et de concombre

(Prêt en environ 5 minutes | Portions 4)

Par portion: 149 calories; 14,3 g de matières grasses; 5,8 g de glucides; 1,4 g de protéines; 3,6 g de fibres

Ingrédients

1 concombre libanais, tranché

3 cuillères à café de jus de citron frais

2 cuillères à soupe d'huile d'olive extra vierge

1 avocat, pelé, dénoyauté et tranché
1/2 oignon blanc, haché
Préparations
Combinez l'avocat, l'oignon et le concombre dans un saladier.
Arrosez le tout de jus de citron et d'huile d'olive extra vierge.
Goûtez, rectifiez les assaisonnements et servez bien frais.
Bon appétit!

3. Casserole grecque d'automne

(Prêt en environ 1 heure 25 minutes | Portions 5)

Par portion: 226 calories; 14,1 g de matières grasses; 6,8 g de glucides; 16,3 g de protéines; 2,8 g de fibres

Ingrédients
1 tasse de yogourt à la grecque
5 œufs battus
1 ½ tasse de fromage feta, râpé
1 livre d'aubergine coupée en rondelles
2 tomates mûres sur la vigne, tranchées

Préparations
Mélangez l'aubergine avec 1 cuillère à café de sel marin; laissez reposer pendant 25 minutes.
Jetez l'excès d'eau et séchez votre aubergine avec un torchon.
Maintenant, placez les rondelles d'aubergines dans un plat de cuisson légèrement graissé.
Brossez-les avec une huile antiadhésive et les rôtir à 380 degrés F pendant environ 35 à 40 minutes ou jusqu'à tendreté.
Déposer les rondelles d'aubergines rôties au fond d'une cocotte légèrement graissée plat.
Garnir de tranches de tomates.
Ensuite, fouettez le yogourt grec avec les œufs.
Versez le mélange sur le rôti rondelles d'aubergine.
Garnir de fromage feta et continuer à cuire au four préchauffé
four à 365 degrés F pendant environ 15 minutes. Prendre plaisir!

4. Bette à carde crémeuse au fromage

(Prêt en environ 15 minutes | Portions 6)

Par portion: 149 calories; 11,1 g de matières grasses; 6,6 g de glucides; 5,4 g de protéines; 2,2 g de fibres

Ingrédients

1 ½ livre de bette à carde

1/2 tasse de bouillon de légumes

1 tasse de crème sure

1 oignon jaune, haché

2 gousses d'ail émincées

Préparations

Faire fondre 2 cuillères à soupe de beurre dans une sauteuse à feu moyen-vif. Faire sauter l'oignon pendant 3 à 4 minutes jusqu'à ce qu'il soit tendre et translucide.

Incorporer l'ail et poursuivre la cuisson jusqu'à ce qu'il soit aromatique ou environ 30 secondes.

Assaisonner avec le sel et le poivre noir.

Incorporer la bette à carde et le bouillon; continuer à cuire, partiellement couvert, pendant 5 à 6 minutes à feu moyen-doux. Incorporez la crème sure.

Versez dans des bols individuels et servez chaud.

5. Omelette aux chanterelles aux poivrons

(Prêt en environ 20 minutes | Portions 4)

Par portion: 239 calories; 17,5 g de matières grasses; 6,1 g de glucides; 12,3 g de protéines; 1,8 g de fibres

Ingrédients

6 oeufs

1 tasse de chanterelles, hachées

1 oignon blanc, haché

2 poivrons, hachés

2 cuillères à soupe d'huile d'olive

Préparations

Dans une poêle, chauffer l'huile d'olive à feu moyen. Maintenant, faites cuire les champignons, oignons et poivrons pendant 3 à 4 minutes jusqu'à ce qu'ils soient tendres et parfumé.

Fouettez les œufs jusqu'à ce qu'ils soient pâles et mousseux. Versez les œufs dans la poêle et retournez la chaleur à moyen-doux.

Laisser cuire 4 à 5 minutes jusqu'à ce que les œufs soient cuits et au centre de l'omelette commence à avoir l'air sec.
Servez chaud et dégustez!

6. Ramen aux nouilles shirataki à la japonaise

(Prêt en environ 20 minutes | Portions 4)

Par portion: 76 calories; 5g de matières grasses; 5,3 g de glucides; 3,8 g de protéines; 0,9 g de fibres

Ingrédients

1 ½ cuillère à soupe de ghee, fondu
1 livre de champignons bruns, hachés
2 cuillères à soupe d'oignons verts, hachés
4 tasses de bouillon de légumes rôtis
8 onces de nouilles shirataki

Préparations

Dans une casserole à fond épais, faire fondre le ghee à feu moyen-vif. Faire sauter les champignons pendant environ 3 minutes ou jusqu'à ce qu'ils libèrent du liquide.
Ajouter les oignons verts et continuer à faire sauter 2 minutes supplémentaires. Saisonnez avec du poivre noir et du sel au goût.
Ajouter le bouillon de légumes et porter à ébullition. Faites mijoter le feu.
Continuez à cuire pendant environ 10 minutes. Incorporer les nouilles shirataki et cuire selon les instructions sur l'emballage. Bon appétit!

7. Légumes en sauce crémeuse

(Prêt en environ 15 minutes | Portions 3)

Par portion: 256 calories; 24 g de matières grasses; 6,5 g de glucides; 3g de protéines; 2,9 g de fibres

Ingrédients

1 oignon blanc, haché
1 poivron
Fleurons de chou-fleur 1/2 livre
1/2 livre de chou frisé, râpé
1 tasse de crème double

Préparations

Chauffer 2 cuillères à soupe d'huile d'olive dans une casserole à feu moyen-vif. cuisinier l'oignon jusqu'à ce qu'il soit tendre et parfumé environ 4 minutes. Incorporer le poivron, le chou-fleur et le chou frisé; verser 1 tasse d'eau ou soupe aux champignons.

Baissez le feu à moyen-doux et laissez cuire environ 10 minutes jusqu'à ce que tout est chauffé.

Incorporer la crème double et laisser mijoter, partiellement couverte, pendant environ 3 minutes. Goûter, rectifier les assaisonnements et servir chaud.

8. Frittata d'asperges au fromage halloumi

(Prêt en environ 25 minutes | Portions 4)

Par portion: 376 calories; 29,1 g de matières grasses; 4g de glucides; 24,5 g de protéines; 1g de fibres

Ingrédients

5 œufs entiers, battus

10 onces de fromage Halloumi, émietté

1/2 oignon rouge, tranché

1 tomate, hachée

4 onces d'asperges, coupées en petits morceaux

Préparations

Chauffer 1 cuillère à soupe d'huile dans une poêle à feu moyen-vif; puis faire sauter l'oignon et les asperges pendant 3 à 4 minutes, en remuant périodiquement pour assurer même cuisiner. Incorporer la tomate et cuire encore 2 à 3 minutes.

Placez les légumes sautés dans une cocotte légèrement graissée. Mélangez les œufs avec le fromage et versez le mélange sur les légumes.

Cuire au four préchauffé à 360 degrés F pendant 13 à 15 minutes. Garnir de 2 cuillères à soupe d'olives grecques si désiré. Prendre plaisir!

9. Casserole de fromage et de chou frisé

(Prêt en environ 35 minutes | Portions 4)

Par portion: 384 calories; 29,1 g de matières grasses; 5,9 g de glucides; 25,1 g de protéines; 1,5 g de fibres

Ingrédients

1 tasse de fromage cheddar, râpé

1 tasse de fromage Romano

4 œufs battus

2 cuillères à soupe de crème sure

6 onces de chou frisé, déchiré en morceaux

Préparations

Commencez par préchauffer votre four à 360 degrés F.Brosser les côtés et le fond d'une casserole avec un aérosol de cuisson antiadhésif. Bien mélanger les ingrédients et verser le mélange dans la cocotte plat.

Cuire au four préchauffé environ 35 minutes ou jusqu'à ce que le dessus soit doré marron. Sel au goût.

Bon appétit!

10. Œufs poivrés épicés

(Prêt en 15 minutes environ | Portions 2)

Par portion: 439 calories; 36,7 g de matières grasses; 3,8 g de glucides; 22,9 g de protéines; 0,1 g de fibres

Ingrédients

4 œufs battus

4 cuillères à soupe de yogourt entier

2 poivrons, hachés

1 oignon, tranché

3 onces de fromage cheddar, râpé

Préparations

Dans une poêle, chauffer 2 cuillères à soupe d'huile d'olive à feu moyen-vif. Faire sauter les poivrons et l'oignon pendant environ 3 minutes jusqu'à ce qu'ils soient ramollis.

Fouettez les œufs avec le yogourt. Versez le mélange d'œufs dans la poêle. Saisonnez avec du poivre et du sel au goût.

Faites cuire les œufs de 5 à 6 minutes jusqu'à ce qu'ils soient pris. Garnir de fromage cheddar et servir chaud.

11. Chaudrée verte à l'ancienne

(Prêt en environ 25 minutes | Portions 4)

Par portion: 85 calories; 5,9 g de matières grasses; 3,8 g de glucides; 3,7 g de protéines; 1,3 g de fibres

Ingrédients

1/2 tasse d'oignons verts, hachés

2 courgettes, tranchées

1 branche de céleri, hachée

4 onces de bébés épinards

1 œuf, battu

Préparations

Dans une casserole à fond épais, chauffer 1 cuillère à soupe d'huile à feu moyen-vif.

Maintenant, faites cuire les oignons verts pendant environ 3 minutes jusqu'à ce qu'ils soient tendres et aromatiques.

Ajouter 4 tasses d'eau, les courgettes et le céleri; ajouter 1 cuillère à soupe de bouillon de légumes en poudre, si désiré.

Laissez cuire, partiellement couvert, pendant environ 15 minutes. Incorporer les épinards et poursuivre la cuisson 5 à 6 minutes de plus.

Ensuite, ajoutez l'œuf et remuez pour bien mélanger. Sers immédiatement, arrosé de beurre fondu, si désiré.

12. Salade de tofu aux poivrons

(Prêt en environ 15 minutes | Portions 4)

Par portion: 155 calories; 11,4 g de matières grasses; 6,4 g de glucides; 8,6 g de protéines; 1,1 g de fibres

Ingrédients

1 bloc de tofu (14 onces), pressé et coupé en cubes

2 cuillères à soupe de jus de citron frais

2 cuillères à soupe d'huile d'olive extra vierge

4 poivrons, déveinés et coupés en deux

2 oignons verts, hachés

Préparations

Badigeonner une poêle avec un enduit à cuisson. Faites cuire les cubes de tofu environ 3 minutes à feu moyen-vif; réserve.

Ensuite, faites cuire les poivrons pendant 4 à 5 minutes, en remuant périodiquement pour assurer une cuisine.

Mélangez les oignons verts et les poivrons avec le jus de citron et l'huile d'olive. Top votre salade aux cubes de tofu et dégustez!

13. Casserole au fromage et aux courgettes

(Prêt en 50 minutes environ | Portions 5)

Par portion: 371 calories; 32 g de matières grasses; 5,2 g de glucides; 15,7 g de protéines; 0,3 g de fibres

Ingrédients

2 courgettes, tranchées

1/2 poireau de taille moyenne, tranché

10 gros œufs

3 cuillères à soupe de yaourt

2 tasses de fromage suisse, râpé

Préparations

Préchauffez votre four à 350 degrés F.Bossez une poêle allant au four avec un aérosol de cuisson antiadhésif.

Placer 1/2 des courgettes dans la poêle; déposer les tranches de poireaux sur la couche de courgettes. Assaisonnez de sel et de poivre noir à votre goût. Ajouter les courgettes et les poireaux restants.

Fouettez les œufs et le yogourt jusqu'à ce qu'ils soient bien mélangés et mousseux. Ajouter l'oeuf mélangez et garnir de fromage. Cuire au four préchauffé de 35 à 40 minutes, jusqu'à ce que le dessus soit chaud et pétillant. Prendre plaisir!

14. Crêpes Keto de papa

(Prêt en 50 minutes environ | Portions 5)

Par portion: 248 calories; 21,7 g de matières grasses; 5,7 g de glucides; 9,1 g de protéines; 0,6 g de fibres

Ingrédients

2 cuillères à soupe d'huile de coco

2 cuillères à soupe de noix de coco grillée

3 cuillères à soupe de beurre d'arachide

4 œufs bien battus

4 onces de fromage à la crème

Préparations

Dans un bol à mélanger, fouetter les œufs et le fromage à la crème jusqu'à ce qu'ils soient bien mélangés.

Faire fondre l'huile de noix de coco dans une poêle à feu moyen-vif. Cuire chaque crêpe de 3 à 4 minutes de chaque côté. Servir avec du beurre d'arachide et noix de coco grillée. Bon appétit!

15. Gratin de brocoli et fromage

(Prêt en environ 35 minutes | Portions 6)

Par portion: 241 calories; 16,3 g de matières grasses; 5,5 g de glucides; 16,4 g de protéines; 1,5 g de fibres

Ingrédients

3/4 livres de fleurons de brocoli

6 oeufs

6 onces de crème sure

1 tasse de bouillon de légumes

6 onces de fromage suisse, râpé

Préparations

Faire bouillir le brocoli dans une casserole d'eau légèrement salée pendant 2 à 3 minutes.

Badigeonner les parois et le fond d'une cocotte avec un aérosol de cuisson antiadhésif.

Dans un bol à mélanger, mélanger les œufs, la crème sure et le bouillon. Placez les fleurons de brocoli au fond de la cocotte. Versez l'oeuf mélangé sur le brocoli. Garnir de fromage suisse. Cuire au four préchauffé à 370 degrés pendant environ 25 minutes. Bon appétit!

16. Authentique Zuppa alla Marinara avec brocoli

(Prêt en environ 30 minutes | Portions 3)

Par portion: 130 calories; 9,4 g de matières grasses; 8,8 g de glucides; 2,9 g de protéines; 2,2 g de fibres

Ingrédients

1 tasse de feuilles d'épinards, déchirées en morceaux

1 tasse de sauce marinara

4 onces de brocoli

2 cuillères à soupe d'huile de sésame

1 petit oignon, haché

Préparations

Hachez le brocoli en petits morceaux de la taille d'un grain; réserve.

Chauffer l'huile de sésame dans une poêle à feu moyen. Faire revenir l'oignon jusqu'à ce qu'il soit tendre et aromatique.

Incorporer le brocoli et cuire encore 2 à 3 minutes. Ajouter la sauce marinara avec 3 tasses d'eau ou de bouillon de légumes. Assaisonner avec un mélange d'épices italiennes,
si on le désire.

Porter à ébullition; baisser le feu à moyen-doux et continuer à mijoter pendant 20 à 25 minutes.

Incorporer les feuilles d'épinards, couvrir et laisser reposer dans la chaleur résiduelle pendant 10 minutes.

Bon appétit!

17. Poivrons farcis mexicains

(Prêt en 45 minutes environ | Portions 3)

Par portion: 194 calories; 13,9 g de matières grasses; 3,5 g de glucides; 13,3 g de protéines; 0,7 g de fibres

Ingrédients

1 tomate mûre, en purée

1 tasse de mélange de fromage mexicain

1 gousse d'ail émincée

3 poivrons, coupés en deux, épépinés

3 œufs battus

Préparations

Préchauffez votre four à 380 degrés F.Brosser le fond et les côtés d'une cuisson plat avec un aérosol de cuisson antiadhésif.

Ensuite, mélangez les œufs, le fromage et l'ail; ajouter la poudre de chili, si désiré. Farcir les poivrons et les déposer dans le plat de cuisson.

Versez la purée de tomates dans le plat de cuisson. Cuire au four, couvert, de 35 à 40 minutes, jusqu'à ce que tout soit bien cuit. Bon appétit!

18. Tofu poêlé aux légumes

(Prêt en 15 minutes environ | Portions 2)

Par portion: 217 calories; 17 g de matières grasses; 7,5 g de glucides; 11,5 g de protéines; 4,5 g de fibres

Ingrédients

6 onces de tofu ferme, pressé et coupé en cubes

1/2 avocat, dénoyauté, pelé et tranché

2 tasses de champignons enoki

1 poivron rouge, tranché

4 cuillères à soupe d'oignons verts, hachés

Préparations

Dans une poêle, chauffer 1 cuillère à café d'huile d'olive à feu moyen. Une fois que c'est chaud, faire revenir les cubes de tofu de 3 à 4 minutes en remuant périodiquement; réserve.

Dans la même poêle, faites chauffer la cuillère à café restante d'huile d'olive. Maintenant, faire sauter les oignons verts, les poivrons et les champignons pendant environ 3 minutes ou jusqu'à ce qu'ils aient ramolli. Saupoudrer les légumes sautés de sel et de poivre noir. Top avec le tofu réservé. Garnir d'avocat et servir.

19. Coquetiers à l'avocat cuits au four

(Prêt en environ 20 minutes | Portions 4)

Par portion: 300 calories; 24,6 g de matières grasses; 5,4 g de glucides; 14,9 g de protéines; 4,6 g de fibres

Ingrédients

1 tasse de fromage Asiago, râpé

1/2 cuillère à café de romarin séché

1 cuillère à soupe de ciboulette fraîche, hachée

2 avocats, dénoyautés et coupés en deux

4 œufs

Préparations

Commencez par préchauffer votre four à 410 degrés F.

Cassez un œuf dans chaque moitié d'avocat. Assaisonner de sel et de poivre noir pour goût. Garnir de fromage et de romarin.

Cuire au four préchauffé de 15 à 17 minutes. Garnir de ciboulette fraîche et apprécie!

20. Petit-déjeuner Keto Veggies

(Prêt en environ 25 minutes | Portions 4)

Par portion: 172 calories; 11,1 g de matières grasses; 8g de glucides; 8,2 g de protéines; 2,8 g de fibres

Ingrédients

4 œufs

1 tasse de chou vert, râpé

2 tasses de fleurons de brocoli

1 échalote, tranchée

2 poivrons, épépinés et tranchés

Préparations

Dans une grande poêle, chauffer 2 cuillères à soupe d'huile d'olive à feu moyen-vif. Faites cuire les échalotes et les poivrons jusqu'à ce qu'ils soient ramollis. Incorporer le chou et le brocoli; verser 1/2 tasse de soupe à l'oignon (de préférence fait maison). Réglez la température à moyen-bas.

Continuez à mijoter pendant 10 à 13 minutes ou jusqu'à ce que le tout soit bien cuit. Créer quatre indentations dans le mélange de légumes. Cassez un œuf dans chaque empreinte. Cuire de 8 à 11 minutes de plus jusqu'à ce que les œufs soient cuits à la cuisson désirée. Prendre plaisir !

SNACKS ET APPETITS

1. Bouchées aux noix et au chocolat

(Prêt en environ 10 minutes + temps de refroidissement | Portions 10)

Par portion: 260 calories; 26,4 g de matières grasses; 3,2 g de glucides; 4,8 g de protéines; 1,6 g de fibres

Ingrédients

5 onces de beurre

3 onces de beurre de noix

1/4 tasse d'érythritol

2 cuillères à soupe de poudre de protéine de chocolat céto

10 noix entières, coupées en deux

Préparations

Dans une casserole, faites fondre le beurre, le beurre de noix, l'érythritol et la protéine de chocolat poudre à feu doux.

Placer le mélange de beurre dans une poche à douille et le passer dans des mini moules à cupcake.

Ajoutez les moitiés de noix aux cupcakes.

Laissez refroidir au réfrigérateur pendant 2 à 3 heures.

Prendre plaisir!

2. Rouleaux de dinde à l'avocat et au fromage

(Prêt en environ 10 minutes | Portions 8)

Par portion: 332 calories; 23,9 g de matières grasses; 7g de glucides; 22,4 g de protéines; 3,6 g de fibres

Ingrédients

16 tranches de poitrines de dinde cuites, tranchées de charcuterie

1/2 citron frais, pressé

Sel et poivre noir, au goût

16 tranches de fromage suisse

2 avocats, dénoyautés, pelés et coupés en dés

Préparations

Arroser de jus de citron frais l'avocat coupé en dés. Répartir les morceaux d'avocat parmi tranches de dinde.

Assaisonner avec du sel et du poivre noir.

Ajoutez la tranche de fromage suisse à chaque rouleau. Roulez-les et servez immédiatement!

3. Drumettes de poulet épicées

(Prêt en environ 25 minutes | Portions 6)

Par portion: 179 calories; 2,5 g de matières grasses; 2,3 g de glucides; 34,2 g de protéines; 0,7 g de fibres

Ingrédients

2 livres de pilons de poulet

1/3 tasse de sauce piquante

1 cuillère à café d'ail en poudre

1 cuillère à café d'origan séché

1 cuillère à soupe de moutarde moulue sur pierre

Préparations

Commencez par préchauffer votre four à 420 degrés F.

Saupoudrer les pilons de poulet d'origan; assaisonner avec le sel et le poivre noir.

Badigeonner les pilons de poulet d'huile de cuisson antiadhésive et cuire au four préchauffé pendant environ 20 minutes.

Mélanger les pilons de poulet avec la sauce piquante, la moutarde et l'ail en poudre. On doit les mettre sous la grille préchauffé pendant 5 à 6 minutes ou jusqu'à ce qu'ils soient marron dorés. Bon appétit!

4. Ailes de tacos mexicains

(Prêt en environ 1 heure | Portions 5)

Par portion: 293 calories; 12,1 g de matières grasses; 3,4 g de glucides; 40,6 g de protéines; 0,9 g de fibres

Ingrédients

2 cuillères à soupe d'huile d'olive extra vierge

2 livres d'ailes de poulet

1 cuillère à soupe de mélange d'assaisonnement Taco

1 cuillère à soupe de whisky

1 tasse de sauce tomate

Préparations

Commencez par préchauffer votre four à 400 degrés F.Mettez les ailes de poulet avec l'huile d'olive extra vierge, mélange d'assaisonnements pour tacos, whisky et sauce tomate.
Abaissez les ailes sur une grille de la lèchefrite.
Cuire les ailes au réglage de la grille la plus basse du four pendant environ 55 minutes jusqu'à ce qu'elles sont bien dorés et croustillants.
Servir avec une trempette céto de votre choix. Prendre plaisir!

5. Mini muffins à la grecque

(Prêt en 40 minutes environ | Portions 6)

Par portion: 88 calories; 6,5 g de matières grasses; 1,7 g de glucides; 5,4 g de protéines; 0,3 g de fibres

Ingrédients

4 œufs bien battus

4 cuillères à soupe de yogourt grec

1/2 tasse d'oignons verts, hachés

1 tasse de chou frisé, déchiré en petits morceaux

2 tranches de bacon cuit, hachées

Préparations

Enduisez un moule à mini muffins avec des moules à cupcake. Ensuite, fouettez les œufs et le grec yogourt jusqu'à ce qu'il soit pâle et mousseux.
Incorporer les oignons verts, le chou frisé et le bacon. Mélangez jusqu'à ce que tout soit bien mélangé.
Saler au goût et verser le mélange dans le moule à muffins préparé. Cuire au four préchauffé à 370 degrés F pendant 25 à 30 minutes ou jusqu'à un cure-dent inséré au centre de votre muffin en ressort sec et propre.
Servir à température ambiante.

6. Mini poivrons farcis au bœuf

(Prêt en environ 25 minutes | Portions 6)

Par portion: 207 calories; 10,2 g de matières grasses; 6,8 g de glucides; 19,7 g de protéines; 1,6 g de fibres

Ingrédients

12 mini poivrons, déveinés

3/4 livre de boeuf haché

2 gousses d'ail émincées

1/2 tasse d'oignon, haché

1/2 tasse de fromage cheddar, râpé

Préparations

Faire bouillir les poivrons pendant environ 6 minutes ou jusqu'à ce qu'ils soient juste tendres.

Chauffer une poêle légèrement huilée à feu moyen-vif. Maintenant, faites cuire le bœuf haché pendant 3 à 4 minutes, en le brisant avec une spatule.

Incorporer l'ail et les oignons et continuer à faire sauter 1 à 2 minutes de plus ou jusqu'à ce qu'ils soient juste tendres.

Farcir les mini poivrons avec le mélange de bœuf. Garnir de fromage cheddar et placer les dans un plat de cuisson recouvert de papier d'aluminium.

Cuire au four préchauffé à 370 degrés F environ 15 minutes.

Bon appétit!

7. Boulettes de viande au fromage romano

(Prêt en environ 25 minutes | Portions 10)

Par portion: 247 calories; 18 g de matières grasses; 1,1 g de glucides; 19,1 g de protéines; 0,1 g de fibres

Ingrédients

1 1/2 dinde hachée

4 onces de couenne de porc

1/4 tasse de lait entier

1 échalote, hachée

1/2 tasse de fromage Romano, râpé

Préparations

Mélanger tous les ingrédients dans un bol à mélanger; former le mélange en petit Boulettes de viande.

Disposez vos boulettes de viande sur un plat de cuisson recouvert de papier d'aluminium; vaporisez-les avec un antiadhésif huile de cuisson.

Faites cuire vos boulettes de viande pendant environ 20 minutes, en tournant la casserole pour assurer une cuisine. Servez et dégustez!

8. Œufs farcis au fromage à la crème à la moutarde

(Prêt en environ 20 minutes + temps de refroidissement | Portions 8)

Par portion: 149 calories; 11,3 g de matières grasses; 1,6 g de glucides; 9,4 g de protéines; 0,1 g de fibres

Ingrédients

1 cuillère à café de moutarde de Dijon

8 oeufs

1 cuillère à soupe de mayonnaise

1 cuillère à soupe de purée de tomates, sans sucre ajouté

2 cuillères à soupe de fromage à la crème

Préparations

Cuire les œufs dans une casserole et porter à ébullition. Retirer du feu et laissez reposer les œufs, couverts, pendant 15 minutes.

Épluchez les œufs et coupez-les en deux dans le sens de la longueur; combiner les jaunes avec fromage à la crème, moutarde de Dijon, mayonnaise et purée de tomates; assaisonner avec le sel et poivre noir au goût.

Versez le mélange de jaune dans les blancs d'œufs. Garnir de ciboulette fraîche juste avant portion.

9. Sauce au fromage paprika italien

(Prêt en environ 10 minutes | Portions 10)

Par portion: 126 calories; 11g de matières grasses; 1,4 g de glucides; 5,4 g de protéines; 0g de fibres

Ingrédients

1 tasse de crème double

4 onces de fromage feta

1 tasse de fromage Asiago, râpé

1 cuillère à soupe de paprika

Préparations

Faire fondre la crème fraîche et le fromage dans une casserole à feu moyen-doux.

Mettre la sauce dans un bol de service et garnir de paprika.

Bon appétit!

10. Chips de fromage aux fines herbes

(Prêt en environ 30 minutes | Portions 5)

Par portion: 119 calories; 9g de matières grasses; 0,7 g de glucides; 8,7 g de protéines; 0,2 g de fibres

Ingrédients

1/2 cuillère à café d'origan séché

1 cuillère à café de paprika

1/2 cuillère à café d'ail en poudre

1 cuillère à café d'aneth séché

6 onces de fromage provolone, râpé

Préparations

Commencez par préchauffer votre four à 390 degrés F.

Disposer le fromage râpé en petits tas sur une rôtissoire tapissée de papier parchemin. Saupoudrez-les d'épices.

Cuire au four préchauffé pendant environ 10 minutes. Placer sur une grille de refroidissement pour environ 30 minutes.

Prendre plaisir!

11. Côtes levées de style Saint-Louis

(Prêt en environ 2 heures 35 minutes | Portions 4)

Par portion: 344 calories; 13,6 g de matières grasses; 4,9 g de glucides; 49,5 g de protéines; 1,2 g de fibres

Ingrédients

2 livres de côtes levées à la Saint-Louis

2 gousses d'ail pressées

1/2 tasse de bouillon d'os de poulet

1 cuillère à soupe de mélange d'assaisonnement Fajita

1 tasse de sauce tomate

Préparations

Commencez par préchauffer votre four à 280 degrés F.

Mélanger les côtes levées à la Saint-Louis avec l'ail, le bouillon d'os de poulet, la fajita mélange d'assaisonnement et sauce tomate jusqu'à ce qu'ils soient enrobés de tous les côtés.

Placer les côtes levées sur une plaque à pâtisserie tapissée de papier d'aluminium.

Cuire au four préchauffé pendant 2 heures et 40 minutes. Vous pouvez les griller pendant les 10 dernières minutes si vous le souhaitez. Bon appétit!

12. Bombes grasses aux anchois de Dijon

(Prêt en 5 minutes environ | Portions 2)

Par portion: 391 calories; 26,6 g de matières grasses; 3,1 g de glucides; 33,8 g de protéines; 0,7 g de fibres

Ingrédients

1 cuillère à soupe de moutarde de Dijon

2 boîtes (2 onces) d'anchois, égouttées

1/3 tasse de fromage cheddar, râpé

2 oignons verts, hachés

1/3 tasse de fromage à la crème, réfrigéré

Préparations

Mélanger tous les ingrédients dans un bol à mélanger. Former le mélange en petites boules.

Servir bien frais. Bon appétit!

13. Bouchées de concombre et de poivre

(Prêt en 10 minutes environ | Portions 3)

Par portion: 164 calories; 16,3 g de matières grasses; 3g de glucides; 2g de protéines; 0,6 g de fibres

Ingrédients

1 concombre, coupé en rondelles

1 poivron, déveiné et coupé en 4 morceaux dans le sens de la longueur

1/4 tasse de mayonnaise

1 cuillère à café de moutarde de Dijon

1/2 tasse de fromage à la crème

Préparations

Disposer le concombre et les poivrons sur un plat de service.

Mélanger la mayonnaise, la moutarde et le fromage à la crème jusqu'à ce que tout soit bien combiné.

Répartir le mélange mayo / fromage entre les concombres et les poivrons. Servir et prendre plaisir!

14. Rouleaux de poulet au fromage

(Prêt en environ 30 minutes | Portions 5)

Par portion: 289 calories; 11,1 g de matières grasses; 7,2 g de glucides; 36,8 g de protéines; 2g de fibres

Ingrédients

5 tranches de jambon

5 filets de poulet d'environ ¼ de pouce d'épaisseur

3 onces de fromage Ricotta

1/3 tasse de fromage Colby, râpé

1/2 tasse de sauce tomate épicée

Préparations

Commencez par préchauffer votre four à 380 degrés F.

Déposer une tranche de jambon sur chaque filet de poulet. Ensuite, mélangez le fromage Ricotta et Colby jusqu'à ce que bien mélangé.

Verser le mélange de fromage sur les filets de poulet. Roulez-les, enveloppez-les dans un morceau de papier d'aluminium et placez-les dans un plat de cuisson légèrement graissé.

Cuire au four préchauffé environ 15 minutes; retournez-les, versez la sauce tomate et cuire encore 15 minutes.

Bon appétit!

15. Bombes grasses au fromage et au prosciutto

(Prêt en 10 minutes environ | Portions 4)

Par portion: 176 calories; 12,9 g de matières grasses; 2,3 g de glucides; 12,8 g de protéines; 0,6 g de fibres

Ingrédients

1 poivron rouge, déveiné et haché finement

2 cuillères à soupe de graines de sésame grillées

3 onces de prosciutto, haché

2 onces de fromage de chèvre, émietté

2 onces de fromage feta émietté

Préparations

Mélanger le prosciutto, le fromage et le poivre dans un bol à mélanger. Former le mélange en boules de la taille d'une bouchée.

Rouler les boules de céto sur des graines de sésame grillées et servir bien réfrigérées.

16. Œufs farcis aux poivrons rôtis

(Prêt en environ 15 minutes | Portions 10)

Par portion: 97 calories; 7,5 g de matières grasses; 1,1 g de glucides; 5,8 g de protéines; 0,1 g de fibres

Ingrédients

2 cuillères à soupe d'huile d'olive

1/4 tasse de crème sure

1/4 tasse de poivron rouge rôti, haché

1 gousse d'ail émincée

10 oeufs

Préparations

Placez les œufs dans une casserole. Versez de l'eau et portez à ébullition. Retirer et chauffer et laisser reposer, couvert, pendant environ 10 minutes.

Ensuite, épluchez les œufs et séparez les blancs et les jaunes d'œufs.

Mélanger les jaunes d'œufs avec la crème sure, le poivron rôti, l'huile d'olive et l'ail; assaisonner avec du sel de mer au goût.
Farcir les œufs avec cette garniture et servir bien frais.

17. Sauce au fromage bleu Ranch

(Prêt en environ 10 minutes | Portions 10)

Par portion: 94 calories; 8,1 g de matières grasses; 1,3 g de glucides; 4,1 g de protéines; 0,1 g de fibres

Ingrédients

1 tasse de fromage bleu, émietté

2 cuillères à soupe d'assaisonnement ranch

1/2 tasse de mayonnaise

1 cuillère à soupe de jus de citron vert

1/2 tasse de yogourt à la grecque

Préparations

Mélangez tous les ingrédients jusqu'à ce qu'ils soient bien mélangés.
Servez bien frais avec vos trempettes céto préférées. Prendre plaisir!

18. Brochettes de cocktail de crevettes

(Prêt en environ 15 minutes | Portions 4)

Par portion: 179 calories; 8,3 g de matières grasses; 5,1 g de glucides; 20,4 g de protéines; 0,7 g de fibres

Ingrédients

1 livre de crevettes royales, déveinées et nettoyées

2 cuillères à soupe de jus de citron vert frais

1 tasse de tomates cerises

2 poivrons coupés en dés

2 cuillères à soupe d'huile d'olive

Préparations

Dans une grande casserole, chauffer l'huile d'olive à feu moyen-vif. Faire sauter les crevettes de 3 à 4 minutes jusqu'à ce qu'elles soient roses. Incorporer Cajun mélange d'assaisonnement.

Maintenant, mélangez les crevettes royales avec le jus de lime. Fouler les crevettes, les tomates cerises et poivrons sur des brochettes de bambou. Bon appétit!

19. Boulettes de viande farcies à la mozzarella

(Prêt en environ 25 minutes | Portions 8)

Par portion: 389 calories; 31,3 g de matières grasses; 1,6 g de glucides; 23,8 g de protéines; 0,5 g de fibres

Ingrédients

1 1/2 livre de porc haché

4 onces de fromage mozzarella, coupé en cubes

1 tomate mûre, en purée

1 gousse d'ail émincée

2 cuillères à soupe d'échalotes, hachées

Préparations

Mélanger le porc haché, l'ail, les échalotes et la tomate jusqu'à ce que le tout soit bien mélangé.

Prenez une cuillère à soupe du mélange de viande et placez un morceau de fromage à l'intérieur.

Façonnez la viande autour du fromage en boule. Répéter avec le reste des Ingrédients.

Cuire les boulettes de viande dans le four préchauffé à 360 degrés F pendant environ 20 minutes. Bon appétit!

20. Champignons farcis au chorizo et au fromage

(Prêt en environ 30 minutes | Portions 6)

Par portion: 324 calories; 23,7 g de matières grasses; 5g de glucides; 23,1 g de protéines; 1,1 g de fibres

Ingrédients

10 onces de fromage de chèvre, émietté

8 onces de saucisse chorizo, émiettée

2 oignons verts, hachés

2 tiges d'ail vert, hachées

30 champignons de Paris, tiges enlevées et nettoyées

Préparations

Commencez par préchauffer votre four à 350 degrés F.

Disposez les chapeaux de champignons sur une rôtissoire tapissée de papier d'aluminium.

Dans un bol à mélanger, mélanger la saucisse, les oignons verts, l'ail et le fromage. Diviser la garniture entre les chapeaux de champignons préparés.

Cuire au four préchauffé de 25 à 30 minutes ou jusqu'à ce qu'ils soient tendres et cuit. Bon appétit!

<h1 style="text-align:center">DESSERTS</h1>

1. Gâteau d'anniversaire aux noix

(Prêt en environ 25 minutes | Portions 10)

Par portion: 292 calories; 29,1 g de matières grasses; 6g de glucides; 5,3 g de protéines; 2,4 g de fibres

Ingrédients

2 oeufs

1 ½ tasse de farine de noix

1 bâton de beurre, température ambiante

1/3 tasse de lait entier

Glaçage Keto à la crème au beurre

Préparations

Commencez par préchauffer votre four à 390 degrés F.

Battre le beurre et le lait au batteur électrique; ajouter progressivement les œufs, un à la fois, en mélangeant en continu.

Dans un autre bol à mélanger, mélanger la farine de noix avec 1 cuillère à café de cuisson poudre; ajouter la stévia et les épices au goût. Ajouter ce mélange sec au mélange humide; mélanger pour bien combiner.

Verser la pâte dans un plat de cuisson recouvert de papier d'aluminium. Cuire au four environ 20 minutes.

Glacez le gâteau et servez bien frais. Prendre plaisir!

2. Parfaits au fromage aux noisettes sans cuisson

(Prêt en environ 10 minutes + temps de refroidissement | Portions 4)

Par portion: 341 calories; 33,2 g de matières grasses; 7,6 g de glucides; 6,6 g de protéines; 3,1 g de fibres

Ingrédients

4 onces de noisettes, moulues

1 tasse de crème double

4 cuillères à soupe de fromage à la crème

1/2 cuillère à café d'extrait de vanille

1/2 cuillère à café de Swerve

Préparations

Battez la crème jusqu'à ce qu'elle commence à épaissir. Incorporer lentement le Swerve et continuer à mélanger jusqu'à la formation de pics fermes. Incorporer le fromage à la crème et l'extrait de vanille. Ensuite, ajoutez les noisettes. Servez bien frais!

3. Boules de beurre d'arachide

(Prêt en environ 35 minutes | Portions 10)

Par portion: 275 calories; 23,2 g de matières grasses; 7,5 g de glucides; 9,9 g Protéine; 5,3 g de fibres

Ingrédients

1/4 cuillère à café de cannelle moulue

1/2 tasse d'érythritol

3/4 tasse de beurre d'arachide en morceaux

3/4 tasse d'arachides, hachées finement

6 onces de chocolat, sans sucre, haché

Préparation

Mélangez tous les ingrédients jusqu'à consistance lisse.

Placez la pâte au réfrigérateur pendant 30 minutes ou jusqu'à ce qu'il soit assez ferme pour être manipulé.

Façonnez la pâte en boules de la taille d'une bouchée et placez-la dans votre réfrigérateur jusqu'au moment de servir.

Bon appétit!

4. Boulettes de beurre d'arachide

(Prêt en environ 35 minutes | Portions 10)

Par portion: 275 calories; 23,2 g de matières grasses; 7,5 g de glucides; 9,9 g de protéines; 5,3 g de fibres

Ingrédients

1/4 cuillère à café de cannelle moulue

1/2 tasse d'érythritol

3/4 tasse de beurre d'arachide en morceaux

3/4 tasse d'arachides, hachées finement

6 onces de chocolat, sans sucre, haché

Préparations

Mélangez tous les ingrédients jusqu'à consistance lisse.
Placez la pâte au réfrigérateur pendant 30 minutes ou jusqu'à ce qu'elle soit suffisamment ferme pour manipuler.
Façonnez la pâte en boules de la taille d'une bouchée et placez-la au réfrigérateur jusqu'à ce qu'elle soit prête servir.
Bon appétit!

5. Bol à smoothie aux framboises

(Prêt en environ 5 minutes | Portions 1)

Par portion: 90 calories; 4,9 g de matières grasses; 6,5 g de glucides; 4,2 g de protéines; 2g de fibres

Ingrédients

1/4 cuillère à café d'extrait de vanille

1 cuillère à soupe d'éclats de cacao, sans sucre

1/3 tasse de framboises

3/4 tasse de lait d'amande

1/2 cuillère à café d'édulcorant Swerve

Préparations

Mélanger le lait d'amande, le Swerve, la vanille et les framboises jusqu'à consistance crémeuse, lisse et uniforme.

Verser dans le bol préparé et garnir de grains de cacao.

Prendre plaisir!

6. Crème bavaroise à la vanille

(Prêt en environ 25 minutes + temps de refroidissement | Portions 4)

Par portion: 214 calories; 21 g de matières grasses; 1,7 g de glucides; 5g de protéines; 0g de fibres

Ingrédients

1 gousse de vanille

4 cuillères à soupe de Swerve granulé

2 œufs

2 jaunes d'œuf

1 ½ tasse de crème à fouetter épaisse

Préparations

Séparez les blancs d'œufs des jaunes. Battre les blancs d'œufs jusqu'à ce qu'ils se forment bulles claires. Incorporer une pincée de gros sel et battre les œufs jusqu'à ce qu'ils soient tendres et des pics arrondis se forment.

Dans une casserole, placez les jaunes d'œufs, la vanille, le Swerve et la crème à fouetter. Laisser-le mijote à feu doux jusqu'à ce que le mélange épaississe ou 15 à 20 minutes.

Incorporer les clous de girofle moulus et la cannelle au goût; mélanger pour combiner.

Incorporez les blancs d'œufs battus; remuer pour combiner à nouveau. Servir bien frais.

7. Bonbons au chocolat à la pistache

(Prêt en environ 10 minutes + temps de refroidissement | Portions 10)

Par portion: 216 calories; 18 g de matières grasses; 6,7 g de glucides; 5,1 g de protéines; 4,5 g de fibres

Ingrédients

1/4 tasse de pistaches, hachées

1/4 tasse de cacao en poudre, non sucré

2/3 tasse de crème double

9 onces de chocolat sans sucre, haché

1/4 cuillère à café d'extrait de vanille pure

Préparations

Placez la crème double dans votre micro-ondes pendant 30 à 40 secondes. Incorporer le chocolat, vanille et pistaches; fouetter pour combiner.

Laissez le mélange reposer dans votre réfrigérateur pendant 1 heure. Façonner le mélange en de petites balles.

Rouler ces boules dans du cacao en poudre et servir. Dévorer!

8. Latte à la vanille et à la noix de coco

(Prêt en 5 minutes environ | Portions 2)

Par portion: 345 calories; 35,3 g de matières grasses; 6,3 g de glucides; 3,4 g de protéines; 3,3 g de fibres

Ingrédients

1 tasse de lait de coco, non sucré

1 gousse de vanille, fendue dans le sens de la longueur

8 gouttes de stevia liquide vanille

4 cuillères à soupe de crème de coco

1/2 tasse de café noir infusé

Préparations

Traitez tous les ingrédients dans votre mixeur.
Versez votre latte dans deux verres remplis de glace.
Prendre plaisir!

9. Gâteau au fromage velouté à la noix de coco

(Prêt en environ 30 minutes | Portions 6)

Par portion: 236 calories; 22,5 g de matières grasses; 4,9 g de glucides; 6,1 g de protéines; 0,8 g de fibres

Ingrédients

1/2 tasse de farine de noix de coco

7 onces de fromage mascarpone, à température ambiante

1/2 tasse de crème à fouetter épaisse

2 cuillères à soupe de cacao en poudre

5 cuillères à soupe d'huile de coco

Préparations

Mélanger la farine de noix de coco, la poudre de cacao et 3 cuillères à soupe d'huile de noix de coco; ajouter édulcorant céto au goût. Presser la croûte dans un plat de cuisson légèrement huilé.

Ensuite, mélangez le fromage mascarpone et 2 cuillères à soupe d'huile de coco dans votre four micro onde.

Répartir la garniture sur la croûte.

Garnir de crème à fouetter épaisse.

Placer dans votre réfrigérateur jusqu'au moment de servir.

10. Bols de gâteaux au fromage au beurre d'arachide

(Prêt en 10 minutes environ | Portions 2)

Par portion: 233 calories; 19,2 g de matières grasses; 6g de glucides; 6,8 g de protéines; 0,9 g de fibres

Ingrédients

1/2 cuillère à café d'extrait de vanille

2 cuillères à soupe de beurre d'arachide onctueux

2 onces de fromage mascarpone, à température ambiante

1/2 tasse de crème double

1 cuillère à café de Stevia liquide

Préparations

Battre le fromage mascarpone avec la crème double et la stévia.

Ajouter la vanille et continuer à mélanger jusqu'à ce que tout soit bien incorporé.

Verser le mélange dans des bols individuels; garnir chaque bol d'une cuillère à café de beurre d'arachide. Prendre plaisir!

11. Soufflé au chocolat décadent

(Prêt en environ 15 minutes | Portions 4)

Par portion: 168 calories; 15,8 g de matières grasses; 6g de glucides; 4,5 g Protéine; 2,5 g de fibres

Ingrédients

3 oeufs

1 ½ once de beurre, fondu

1 ½ once de crème épaisse

4 cuillères à soupe de cacao en poudre, non sucré

2 cuillères à soupe de farine de coco

Préparation

Dans un bol à mélanger, mélanger la farine de noix de coco et la poudre de cacao avec ½ cuillère à café de levure chimique.

Dans un autre bol, battre les œufs, le beurre et les crème; ajouter le mélange humide au mélange sec, ajouter un édulcorant céto de votre choix et mélanger à nouveau.

Répartissez la pâte dans quatre ramequins beurrés.

Cuire au four préchauffé à 360 degrés F pendant 8 à 11 minutes ou jusqu'à ce que le milieu soit encore mou.

Bon appétit!

12. Gâteau au fromage aux bleuets de la Saint-Valentin

(Prêt en environ 1 heure 10 minutes | Portions 2)

Par portion: 598 calories; 58,9 g de matières grasses; 7,4 g de glucides; 13,3 g de protéines; 2g de fibres

Ingrédients

Une poignée de myrtilles fraîches

4 cuillères à soupe de beurre, température ambiante

1/2 tasse de farine d'amande

6 onces de fromage ricotta, à température ambiante

2 œufs battus

Préparations

Dans un bol, bien mélanger le beurre et la farine d'amande. Presser la croûte en une plaque de cuisson tapissée de papier parchemin et congeler pendant 30 minutes.

À l'aide d'un batteur électrique, fouetter le fromage ricotta avec un édulcorant céto granulé de choix (par exemple érythritol ou xylitol).

Pliez les œufs, un à la fois, et continuez à mélanger jusqu'à ce que tout soit bien incorporé.

Étalez la garniture sur la croûte préparée.

Cuire au four à 430 degrés F pendant 10 minutes; baisser la température du four à 350 degrés F et cuire au four pendant environ 25 minutes. Garnir de bleuets frais et servir.

13. Bonbons à la tarte aux pacanes

(Prêt en 10 minutes environ | Portions 2)

Par portion: 436 calories; 47,6 g de matières grasses; 6,9 g de glucides; 3,4 g de protéines; 4,5 g de fibres

Ingrédients

3 cuillères à soupe de cacao en poudre

2 cuillères à soupe d'huile de coco

1/4 tasse de beurre de coco

1 cuillère à café de Stevia liquide

1/4 tasse de pacanes, moulues

Préparations

Bien mélanger tous les ingrédients jusqu'à ce qu'ils soient bien mélangés. Verser la pâte dans des moules à bonbons et congeler jusqu'au moment de servir. Dévorer!

14. Gâteau en tasse le plus facile jamais créé

(Prêt en 10 minutes environ | Portions 2)

Par portion: 143 calories; 10,7 g de matières grasses; 5,7 g de glucides; 5,7 g de protéines; 2,6 g de fibres

Ingrédients

4 cuillères à soupe de lait entier

4 cuillères à soupe de poudre de fruit de moine

4 cuillères à soupe de farine de cosse de psyllium

2 cuillères à soupe de graines de lin moulues

5 cuillères à soupe de farine d'amande

Préparations

Dans une tasse légèrement huilée, mélanger tous les ingrédients jusqu'à ce qu'ils soient bien mélangés.

Mettez au micro-ondes pendant 1 minute. Prendre plaisir!

15. Écorce de noix de coco aux canneberges

(Prêt en environ 1 heure 10 minutes | Portions 12)

Par portion: 107 calories; 11,1 g de matières grasses; 2,5 g de glucides; 0,4 g de protéines; 0,9 g de fibres

Ingrédients

1/2 tasse de beurre fondu

1/2 cuillère à café de Stevia liquide

1/3 tasse de canneberges

1 ½ tasse de flocons de noix de coco, non sucrés

Préparations

Dans votre robot culinaire, mélangez tous les ingrédients jusqu'à consistance lisse et crémeuse.

Presser la pâte dans un plat de cuisson recouvert de papier d'aluminium. Placez dans votre réfrigérateur jusqu'à ce qu'il soit assez ferme pour trancher ou environ 1 heure.

Couper en carrés et profitez-en!

16. Pudding au chia préféré

(Prêt en environ 10 minutes + temps de refroidissement | Portions 2)

Par portion: 225 calories; 20,3 g de matières grasses; 7,7 g de glucides; 3,8 g de protéines; 4,7 g de fibres

Ingrédients

3/4 tasse de lait de coco

2 cuillères à soupe de Swerve

1/2 cuillère à café de pâte de vanille

4 cuillères à soupe de graines de chia

2 cuillères à soupe de noix de coco râpée, non sucrée

Préparations

Bien mélanger les graines de chia, la vanille, le lait de coco et le Swerve.

Versez le pudding dans des contenants de stockage et laissez-le réfrigérer toute la nuit.

Répartissez le pudding dans 2 bols. Garnir avec la noix de coco râpée et dévorer!

17. Bonbons au chocolat aux arachides

(Prêt en environ 1 heure 5 minutes | Portions 6)

Par portion: 328 calories; 32,6 g de matières grasses; 7,7 g de glucides; 6,9 g de protéines; 2,7 g de fibres

Ingrédients

1/2 tasse d'huile de coco

1/4 tasse de xylitol

4 cuillères à soupe d'arachides grillées, moulues

1/2 tasse de beurre d'arachide, sans sucre ajouté

1/4 tasse de cacao en poudre, non sucré

Préparations

Faites fondre l'huile de coco et combinez-la avec du beurre d'arachide.

Ajouter la poudre de cacao et le xylitol; mélanger pour bien combiner. Figer pendant environ 1 heure.

Rouler le mélange en petites boules; rouler ces boules sur les arachides moulues et servir bien frais.

18. Biscuits à la noix de coco de Nana

(Prêt en environ 25 minutes | Portions 8)

Par portion: 142 calories; 13 g de matières grasses; 5,2 g de glucides; 3,5 g de protéines; 2,4 g de fibres

Ingrédients

2 cuillères à soupe d'huile de coco

2 tasses de farine de noix de coco

1/4 tasse de poudre de fruit de moine

1 cuillère à soupe de lait de coco

1 œuf, battu

Préparations

Fouettez l'huile de coco, le lait de coco et l'œuf jusqu'à consistance lisse et uniforme. Dans

un autre bol, mélanger la farine de noix de coco avec le fruit du moine; incorporer la levure chimique.

Ajouter le mélange de farine sèche au mélange humide et mélanger jusqu'à ce que tout soit bien combiné.

Rouler le mélange en boules de la taille d'une bouchée; placez les boules sur une feuille moule à biscuits recouvert et aplatir avec une fourchette. Cuire au four à 350 degrés F pendant environ 15 minutes. Bon appétit!

19. Gâteau fondu facile

(Prêt en environ 20 minutes | Portions 4)

Par portion: 478 calories; 45 g de matières grasses; 7,6 g de glucides; 10,6 g de protéines; 4,9 g de fibres

Ingrédients

3 onces de chocolat du boulanger, sans sucre

4 œufs

1 cuillère à soupe de cacao en poudre non sucré

4 onces de beurre

2 cuillères à soupe de farine d'amande

Préparations

Commencez par préchauffer votre four à 380 degrés F.Versez 2 tasses d'eau dans un plat de cuisson.

Battre les œufs et le beurre jusqu'à ce qu'ils soient bien mélangés. Faites fondre le chocolat et ajoutez le chocolat fondu dans le bol à mélanger.

Incorporer la farine d'amande et la poudre de cacao; ajouter Swerve au goût. Cuillère le mélange dans quatre ramequins beurrés.

Placez les ramequins dans le plat de cuisson. Cuire au four préchauffé de 10 à 12 minutes. Retourner chaque gâteau sur une assiette de service. Bon appétit!

20. Biscuits moelleux et aux noix

(Prêt en environ 20 minutes | Portions 6)

Par portion: 184 calories; 16,5 g de matières grasses; 6,4 g de glucides; 5g de protéines; 3,8 g de fibres

Ingrédients

6 cuillères à soupe de pacanes hachées

1 cuillère à soupe de beurre

3 cuillères à soupe de lait de coco

2 cuillères à soupe de beurre d'arachide

1 tasse de farine de noix de coco

Préparations

Dans un bol à mélanger, mélanger la farine de noix de coco et les pacanes; ajouter 2-3 cuillères à soupe de xylitol. Dans un autre bol, mélanger le lait de coco, le beurre d'arachide et beurre fondu.

Mélanger le mélange de farine et les ingrédients secs à vitesse moyenne-élevée jusqu'à ce que bien combiné.

Façonnez la pâte en boules de la taille d'une bouchée et aplatissez-les avec votre mains. Cuire au four préchauffé à 330 degrés F environ 10 minutes jusqu'à ce que brun doré sur le fond. Bon appétit!

RECETTES KETO FAVORIES

1. Barres croustillantes aux noix

(Prêt en environ 30 minutes | Portions 10)

Par portion: 207 calories; 17,9 g de matières grasses; 5,9 g de glucides; 7,1 g de protéines; 3,3 g de fibres

Ingrédients

1/2 bâton de beurre, ramolli

1/2 tasse de graines de chia

1 tasse de noix, moulues

1/2 tasse de Swerve granulé

2/3 tasse de beurre d'arachide, en morceaux

Préparations

Commencez par préchauffer votre four à 350 degrés F.

Mélangez les noix et Swerve. Ensuite, combinez le beurre d'arachide et le beurre. Ajouter le mélange de beurre au mélange de noix séchées; incorporer les graines de chia et mélanger à nouveau pour combiner.

Verser sur une plaque à pâtisserie tapissée de papier d'aluminium. Cuire au four préchauffé environ 12 minutes. Coupez en carrés et dégustez!

2. Rôti de mandrin avec sauce tomate

(Prêt en environ 3 heures | Portions 5)

Par portion: 359 calories; 16,4 g de matières grasses; 5,1 g de glucides; 47,5 g de protéines; 1,2 g de fibres

Ingrédients

2 livres et demi de rôti de mandrin

1/2 tasse de céleri, haché

2 tomates mûres sur la vigne, en purée

1 ½ cuillères à soupe de saindoux, température ambiante
1/2 tasse de poireaux, tranchés
Préparations
Dans une marmite à soupe, faire fondre le saindoux à feu moyen-vif. Faites cuire les poireaux et céleri jusqu'à ce qu'ils soient ramollis ou environ 5 minutes.
Étalez le mélange sauté au fond d'une cocotte légèrement graissée.
Ajouter les tomates et le rôti de mandrin; assaisonner de sel et de poivre noir pour goût. Rôtir au four préchauffé à 320 degrés F pendant 2 heures 40 minutes.
Bon appétit!

3. Curry de dinde épicé

(Prêt en environ 1 heure | Portions 4)

Par portion: 295 calories; 19,5 g de matières grasses; 2,9 g de glucides; 25,5 g de protéines; 0g de fibres
Ingrédients
3 cuillères à café d'huile de sésame
1/2 tasse de pâte de curry
1/2 tasse de consommé de dinde
1 livre d'ailes de dinde, désossées et hachées
1 tasse de lait de coco non sucré, de préférence fait maison
Préparations
Chauffer l'huile de sésame dans un wok à feu moyen-vif. Faire dorer les ailes de dinde de tous les côtés pendant environ 6 minutes.
Ajouter le reste des ingrédients et mélanger pour combiner. Assaisonner avec du sel et poivre noir. Laisser mijoter de 40 à 45 minutes ou jusqu'à ce qu'il soit bien cuit. Prendre plaisir!

4. Soupe de porc d'hiver

(Prêt en environ 30 minutes | Portions 5)

Par portion: 292 calories; 20,6 g de matières grasses; 1,6 g de glucides; 23,6 g de protéines; 0,3 g de fibres
Ingrédients
1 branche de céleri, hachée
5 tasses de bouillon d'os de bœuf
2 cuillères à café d'huile d'olive
1 livre de porc haché

2 échalotes, hachées

Préparations

Dans une casserole à fond épais, chauffer 1 cuillère à café d'huile d'olive à feu flamme moyen-vif.

Faire dorer le porc haché en le becquetant avec une large spatule; réserve.

Chauffer la cuillère à café restante d'huile d'olive et faire revenir l'échalote et le céleri jusqu'à ils sont tendres.

Verser le bouillon d'os de bœuf et porter à ébullition. Incorporer le porc réservé.

Baisser le feu et laisser mijoter, partiellement couvert, de 20 à 25 minutes. Saler au goût et servir chaud. Bon appétit!

5. Le porc effiloché le plus facile de tous les temps

(Prêt en environ 3 heures | Portions 4)

Par portion: 338 calories; 21,2 g de matières grasses; 4,4 g de glucides; 30,8 g de protéines; 1,2 g de fibres

Ingrédients

1 ½ livres de cul de Boston

3 cuillères à soupe de vinaigre de cidre de pomme

1 tasse de sauce tomate

1/2 cuillère à café de chipotle en poudre

1 cuillère à café de grains de poivre noir, entiers

Préparations

Commencez par préchauffer votre four à 320 degrés F. Placez tous les ingrédients dans un cocotte légèrement huilée.

Cuire au four préchauffé pendant 2 heures 50 minutes en vérifiant toutes les 25 à 30 minutes.

Râpez le porc avec deux fourchettes et servez avec le jus de cuisson à côté. Prendre plaisir!

6. Bœuf à la Bourguignonne

(Prêt en environ 1 heure 20 minutes | Portions 5)

Par portion: 217 calories; 5,5 g de matières grasses; 3,9 g de glucides; 30g de protéines; 0,4 g de fibres

Ingrédients

1 lb de bifteck d'épaule, coupé en cubes

1 tasse de vin rouge de Bourgogne

1 oignon, haché

1 branche de céleri, hachée

1 cuillère à soupe d'herbes de Provence

Préparations

Préchauffer une marmite légèrement huilée à feu moyen-vif. Maintenant, faites cuire le steak d'épaule pendant environ 7 minutes.

Versez un peu de vin pour déglacer la poêle.

Incorporer les herbes de Provence, l'oignon, le céleri et le vin restant; versez 3 tasses d'eau. Porter à ébullition et réduire immédiatement le feu moyen à faible.

Couvrir partiellement et laisser mijoter environ 1 heure. Prendre plaisir!

7. Salade de poulet à la mode des fêtes

(Prêt en environ 20 minutes + temps de refroidissement | Portions 2)

Par portion: 456 calories; 29g de matières grasses; 6,7 g de glucides; 40,1 g de protéines; 3,7 g de fibres

Ingrédients

1/2 tête de laitue romaine, coupée en morceaux

1 branche de céleri de petite taille, hachée

2 cuisses de poulet, sans peau

1/4 tasse de mayonnaise

1/2 concombre, tranché

Préparations

Dans une poêle, cuire les cuisses de poulet à feu moyen-vif jusqu'à bien cuit. Déchiqueter la viande en jetant les os. Transférer la viande dans un saladier. Incorporez les ingrédients restants; remuer doucement pour combiner. Placez dans votre

réfrigérateur jusqu'au moment de servir. Bon appétit!

8. Burgers de porc à la campagne

(Prêt en environ 20 minutes | Portions 6)

Par portion: 515 calories; 35,4 g de matières grasses; 2,6 g de glucides; 44,3 g de protéines; 0,2 g de fibres

Ingrédients

1 ½ tasse de fromage Romano, râpé

2 gousses d'ail, hachées finement

1/2 tasse d'oignon, finement émincé

2 livres de porc haché

1 piment serrano, épépiné et émincé

Préparations

Mélanger tous les ingrédients dans un bol à mélanger. Rouler le mélange en 6 égaux galettes.

Faites griller vos galettes d'environ 7 à 8 par côté. Servir sur des petits pains céto garnis de vos garnitures céto préférées. Prendre plaisir!

9. Poitrines de poulet fondre dans la bouche

(Prêt en environ 20 minutes | Portions 4)

Par portion: 295 calories; 19,5 g de matières grasses; 2,9 g de glucides; 25,5 g de protéines; 0g de fibres

Ingrédients

2 poitrines de poulet

2 cuillères à soupe de beurre fondu

8 onces de fromage Ricotta, température ambiante

4 tranches de bacon, hachées

1/4 tasse d'oignons verts, hachés

Préparations

Commencez par préchauffer votre four à 370 degrés F.

Répartir le beurre fondu sur les poitrines de poulet. Assaisonnez-les avec du sel et poivrer au goût.

Faites frire le poulet environ 8 minutes à feu moyen-vif. Placer le poulet dans une cocotte légèrement huilée.

Garnir de fromage et de bacon et cuire au four de 12 à 15 minutes. Garnir d'oignons verts frais et servir chaud!

10. Casserole de poulet à la coréenne

(Prêt en environ 30 minutes | Portions 2)

Par portion: 410 calories; 20,7 g de matières grasses; 6,2 g de glucides; 50 g de protéines; 1,5 g de fibres

Ingrédients

Filets de poitrine de poulet de 3/4 livre, hachés en morceaux de la taille d'une bouchée

1/2 cuillère à café de mélange d'assaisonnement coréen

1 poivron, déveiné et haché

2 tomates mûres, hachées

1/2 tasse de crème sure

Préparations

Commencez par préchauffer votre four à 380 degrés F.

Badigeonner les parois et le fond d'une cocotte avec 1 cuillère à soupe d'huile d'olive.

Ajouter le poulet et le mélange d'assaisonnement coréen à la cocotte.

Assaisonner avec le sel au goût. Ajoutez le poivron et les tomates. Garnir d'aigre crème.

Cuire au four préchauffé de 20 à 25 minutes et savourer

11. Côtes levées tendres à la Saint-Louis

(Prêt en environ 2 heures 10 minutes | Portions 5)

Par portion: 370 calories; 21,2 g de matières grasses; 4,3 g de glucides; 38,8 g de protéines; 1,1 g de fibres

Ingrédients

2 cuillères à soupe d'édulcorant Swerve

1 tasse de sauce tomate, sans sucre ajouté

2 livres de côtes de porc à la Saint-Louis

4 cuillères à soupe d'huile de sésame

2 gousses d'ail pressées

Préparations

Saupoudrer les côtes de porc de sel et de poivre noir au goût. Placez-les sur un plat de cuisson recouvert de papier d'aluminium.

Couvrir de papier d'aluminium et cuire au four préchauffé à 365 degrés F environ 1 heure 20 minutes.

Entre-temps, mélanger l'huile de sésame, l'édulcorant Swerve, la sauce tomate et l'ail dans un bol à mélanger. Étalez le glaçage sur les côtes de porc.

Tournez la température à 400 degrés F et continuez à cuire 30 autres minutes. Bon appétit!

12. Z'paghetti bolognaise

(Prêt en environ 30 minutes | Portions 3)

Par portion: 357 calories; 28,7 g de matières grasses; 4g de glucides; 20,2 g de protéines; 1,1 g de fibres

Ingrédients

2 courgettes, spiralées

2 tomates de taille moyenne, en purée

3/4 livre de porc haché

3 cuillères à café d'huile d'olive

2 gousses d'ail pressées

Préparations

Dans une poêle, chauffer l'huile à feu moyen. Maintenant, faites cuire le porc haché pour environ 5 minutes ou jusqu'à ce qu'ils soient dorés.

Ensuite, faites revenir l'ail pendant 30 secondes de plus ou jusqu'à ce qu'il soit aromatique.

Incorporer les tomates en purée et porter à ébullition; tournez le feu à moyen-doux et laissez mijoter encore 20 à 25 minutes.

Ajouter les zoodles et laisser mijoter encore 2 minutes.

Bon appétit!

13. Filets de dinde à l'italienne

(Prêt en environ 1 heure | Portions 6)

Par portion: 347 calories; 22,2 g de matières grasses; 3g de glucides; 32g de protéines; 0,5 g de fibres

Ingrédients

1 lb de poitrines de dinde

6 onces de fromage Asiago, tranché

2 cuillères à soupe d'huile d'olive extra vierge

2 poivrons, tranchés finement

2 gousses d'ail, tranchées

Préparations

Graisser légèrement les côtés et le fond d'une cocotte avec de l'huile d'olive.

Saupoudrer la dinde du mélange d'assaisonnement italien.

À l'aide d'un petit couteau, faites des fentes dans les poitrines de dinde; farcir d'ail, fromage, et les poivrons.

Cuire au four préchauffé à 365 degrés F pendant 50 à 55 minutes ou jusqu'à ce qu'il sera chauffé à travers. Bon appétit!

14. Truffes pralinées à la pistache

(Prêt en environ 10 minutes + temps de refroidissement | Portions 10)

Par portion: 216 calories; 18 g de matières grasses; 6,7 g de glucides; 5,1 g de protéines; 4,5 g de fibres

Ingrédients

1/4 tasse de pistaches, hachées

1/4 cuillère à café d'extrait de vanille pure

2/3 tasse de crème double

9 onces de chocolat sans sucre, haché

1/4 tasse de cacao en poudre, non sucré

Préparations

Faire fondre la crème double; remuer le chocolat, la vanille et les pistaches dans le chaud crème.

Mélanger pour combiner et placer le mélange au réfrigérateur.

Façonnez le mélange en boules de la taille d'une bouchée et roulez-les sur la poudre de cacao. Bon appétit!

15. Biscuits moelleux aux pépites de chocolat

(Prêt en environ 10 minutes + temps de refroidissement | Portions 10)

Par portion: 104 calories; 9,5 g de matières grasses; 4,1 g de glucides; 2,1 g de protéines; 2,6 g de fibres

Ingrédients

1/2 tasse de farine d'amande

4 cuillères à soupe de crème fraîche

1/2 tasse de pépites de chocolat sans sucre

2 tasses de noix de coco, non sucrée et râpée

2 cuillères à soupe de farine de lin doré

Préparations

Bien mélanger tous les ingrédients ci-dessus; ajouter un édulcorant céto de choix. Façonnez le mélange en boules.

Disposez les boules sur un plat de cuisson recouvert de papier d'aluminium. Aplatissez les boules à l'aide d'une fourchette ou ta main. Laissez refroidir dans votre réfrigérateur pendant environ 2 heures. Bon appétit!

16. Sandwichs faciles à la sopressata

(Prêt en 10 minutes environ | Portions 2)

Par portion: 352 calories; 26,5 g de matières grasses; 6,6 g de glucides; 22,1 g de protéines; 0,6 g de fibres

Ingrédients

4 tranches de Sopressata

2 oeufs

4 fines tranches de courgettes, coupées dans le sens de la longueur

2 tranches de fromage provolone

1 poivron rouge, tranché finement

Préparations

Faites fondre 1 cuillère à soupe de beurre dans une poêle à feu moyen. Faire cuire les œufs pendant environ 5 minutes.

Placer une tranche de courgette sur chaque assiette de service. Placez le fromage, Sopressata, et poivrons sur les tranches de courgette.

Garnir avec les œufs au plat; saupoudrer de sel et de poivre noir; top avec les tranches de courgettes restantes et servir immédiatement!

17. Rôti de mandrin aux légumes

(Prêt en environ 20 minutes | Portions 5)

Par portion: 261 calories; 14,3 g de matières grasses; 4g de glucides; 30,1 g de protéines; 1,2 g de fibres

Ingrédients

1 ½ livre de mandrin, coupé en cubes de la taille d'une bouchée

2 cuillères à soupe d'huile d'olive

2 poivrons, déveinés et tranchés

2 tasses de fleurons de chou-fleur

1 oignon rouge, tranché

Préparations

Chauffer l'huile d'olive dans une casserole à feu moyen-vif. Saisir le bœuf pour environ 10 minutes jusqu'à ce qu'ils soient dorés; réserve.

Faire revenir l'oignon dans la même casserole jusqu'à ce qu'il soit tendre et parfumé. Ensuite, ajoutez les poivrons et chou-fleur avec le bœuf réservé et 1/4 tasse d'eau la casserole; porter à ébullition.

Faites mijoter le feu; laissez mijoter environ 10 minutes ou jusqu'à ce que tout est bien cuit. Bon appétit!

18. Drumettes de poulet à la méditerranéenne

(Prêt en environ 25 minutes | Portions 5)

Par portion: 218 calories; 9,1 g de matières grasses; 4,2 g de glucides; 28,6 g de protéines; 0,7 g de fibres

Ingrédients

1 ½ livres de pilons de poulet

2 poivrons, tranchés

2 cuillères à soupe de vin de cuisine grecque

1 oignon rouge, coupé en quartiers

2 cuillères à soupe d'huile d'olive

Préparations

Commencez par préchauffer un four à 410 degrés F.Brosser les côtés et le fond a cocotte avec 1 cuillère à soupe d'huile d'olive.

Chauffer la cuillère à soupe restante d'huile d'olive dans une poêle antiadhésive à feu moyen.

forte chaleur. Saisir les pilons de poulet environ 5 minutes de chaque côté ou jusqu'à ce qu'il soit doré.

Déglacer la poêle avec du vin de cuisine grecque. Placez les pilons de poulet dans le plat de cocotte préparé. Ajouter 1/2 tasse d'eau ou de bouillon de poulet.

Déposer l'oignon rouge et les poivrons sur les pilons de poulet.

Assaisonner avec un mélange d'épices méditerranéen, si désiré. Rôtir environ 20 minutes et servir chaud.

19. Filet mignon à la française

(Prêt en environ 15 minutes | Portions 6)

Par portion: 301 calories; 16,6 g de matières grasses; 2,3 g de glucides; 34,2 g de protéines; 0,2 g de fibres

Ingrédients

2 livres de filet mignon de porc, coupé en morceaux de la taille d'une bouchée

1 cuillère à soupe de moutarde de Dijon

1 tasse de crème double

2 cuillères à café de saindoux, à température ambiante

Sel feuilleté et poivre noir moulu, pour assaisonner

Préparations

Dans une grande casserole, faire fondre le saindoux à feu moyen-vif; une fois chaud, saisissez le filet mignon environ 3 minutes de chaque côté. Assaisonnez avec du sel et du poivre.

Ajouter la moutarde et la crème fraîche. Laisser mijoter, partiellement couvert, pendant 5 à 6 minutes ou jusqu'à ce que la sauce épaississe et réduise.
Bon appétit!

20. Poulet méditerranéen au thym et olives

(Prêt en environ 1 heure 15 minutes | Portions 5)

Par portion: 235 calories; 7,5 g de matières grasses; 2,7 g de glucides; 37,3 g de protéines; 1g de fibres

Ingrédients

2 livres de poulet entier

1 cuillère à café de zeste de citron, émincé

1 tasse d'olives noires séchées à l'huile, dénoyautées

4 gousses d'ail

1 bouquet de thym frais, feuilles cueillies

Préparations

Commencez par préchauffer votre four à 360 degrés F.Puis, vaporisez les côtés et fond d'un plat allant au four avec de l'huile de cuisson antiadhésive.
Saupoudrer le poulet de paprika, de zeste de citron, de sel et de poivre noir. Cuire pendant 60 minutes. Répartir les olives noires, l'ail et le thym autour du poulet et cuire 10 à 13 minutes supplémentaires ; un thermomètre à viande doit indiquer 180 degrés F. Bon appétit !

CONVERSIONS DE MESURE

équivalents de volume (liquide)

STANDARD	US STANDARD (OUNCES) (APPROXIMATE)	METRIC
2 cuillères à soupe	1 fl. oz.	30 ml
¼ tasse	2 fl. oz.	60 ml
½ tasse	4 fl. oz.	120 ml
1 tasse	8 fl. oz.	240 ml
1½ tasses	12 fl. oz.	355 ml
2 tasses ou 1 pinte	16 fl. oz.	475 ml
4 tasses ou 1 pinte	32 fl. oz.	1 L
1 gallon	128 fl. oz.	4 L

Équivalents de volume (sec)

LA NORME	MÉTRIQUE (APPROXIMATIF)
⅛ cuillère à café	0,5 ml
¼ cuillère à café	1 ml
½ cuillère à café	2 ml
¾ cuillère à café	4 ml
1 cuillère à café	5 ml
1 cuillère à soupe	15 ml
¼ tasse	59 mL
1/3 tasse	79 mL
½ tasse	118 mL
2/3 tasse	156 mL
¾ tasse	177 mL
1 tasse	235 ml
2 tasses ou 1 pinte	475 mL
3 tasses	700 ml
4 tasses ou 1 litre	1 L

Températures du four

FAHRENHEIT (F)	CELSIUS (C) (APPROXIMATIF)
250 °	120 °
300 °	150 °
325 °	165 °
350 °	180 °
375 °	190 °
400 °	200 °
425 °	220 °
450 °	230 °

CONCLUSION

Je remercie tous mes chers lecteurs et tous ceux qui m'ont beaucoup encouragé à écrire Ce livre. C'est un travail pénible mais très merveilleux. Je vous souhaite une bonne santé pour toutes et tous et un bien-être et j'espère que je vous ai fourni toutes les informations nécessaires dont vous avez besoin.

Cher lecteur, je sais bien aussi que vous êtes très satisfait et heureux de ce merveilleux défi, et c'est le moment de prendre le contrôle de votre santé pour être la meilleure version de vous-même !

Alors, embarquez pour un voyage, un aller sans retour vers une nouvelle vie, une vie sans fringales, sans coups de pompe, débarrassée des kilos superflus, une vie immunisée contre les maladies métaboliques.

BONNE CHANCE.